超音波診断装置

伊東　正安　共著
望月　剛

コロナ社

まえがき

　超音波を用いた映像化技術は，潜水艦を見つけるソナーに代表されるような軍事応用から，金属中の傷を見つける金属探傷機などの工業応用，また魚群探知機のように漁業でも使用され，その他例を挙げれば枚挙にいとまがないほど，多くの分野で使用されている。医用応用としての超音波診断装置もその一つである。

　超音波診断装置は，X線CT（X線コンピュータ断層装置）や核磁気共鳴イメージング（MRI）など他の画像診断装置と同じく，驚くべき速さで進歩し，当初にはまったく予想もされなかったほど高画質，高機能の装置へと変貌してきた。また，現在もなお技術革新のまっただなかにある。

　超音波診断装置は，他の医用画像診断装置と比較して安価であり，またX線装置のような放射線線曝の危険や副作用がほとんどないなどの理由から，非常に多くの装置が実際の臨床の場で使用されている。さらに，超音波診断装置は，体表からの検査，診断にとどまらず，手術中に使用される術中超音波などのように，治療と深く結びつきながら発展している。今後はさらに，電子技術と情報技術により，年を追うごとに性能の良い小型で安価な超音波診断装置がつぎつぎと開発されることになろう。また，医師が聴診器を携帯するのと同じように，近い将来気軽に装置を携帯することも可能になるであろう。事実すでに，小型でハンディな装置も販売されている。

　多くの超音波診断装置は，生体からの超音波の反射波（エコー）を利用し，そこから診断情報を得ている。最近の超音波診断装置は，エコー法を用いる基本原理は従来のものと変わりはないが，高画質や新機能を得るための高度な信号処理および画像処理を実現する必要から，必然的に装置の仕組みが複雑化・高度化し，かつ大規模化している。このため，装置の設計には，ハードウェアとソフトウェア開発のための多くの技術者がかかわり，それぞれ高度な専門化が要求されている。その結果，各技術者は自分の担当以外の技術はよくわから

ないといった問題も少なからず起きている。

　超音波診断装置を理解するためには，個々の専門技術とシステムとしての装置全体の両方を理解する必要がある。音響工学や超音波工学の基礎的な原理が書かれた教科書もあり，また高度な信号処理を必要とするX線CTやMRIなどについての工学書は多い。また，医師らが書いたわかりやすい超音波診断装置の入門書は比較的たくさん見当たる。しかし，工学的な側面から超音波診断装置全体を解説した書は意外に少ない。一方，大学などの研究機関では超音波診断装置から得られた超音波エコー信号や超音波画像を用いて新しい研究が行われているが，そこで用いられる超音波診断装置の信号処理や画像処理について明らかになっているものがきわめて少ないために，研究を促進するための障害となっていることが少なくない。筆者らが超音波診断装置の全体を理解できる解説書を書くに至った最大の動機は，これらのことにほかならない。

　本書の目的は，超音波診断装置が超音波の性質をどのように利用し，そして信号処理，画像処理の技術をいかに導入し，それらを利用しているかをやさしく解説するとともに，実際の装置設計では必ず問題となる超音波の性質や装置の物理的な要因に起因する応用範囲や機能などのトレイドオフを明らかにすることにある。これらの知識は，装置の設計技術者だけに重要となるものではない。装置の性能を知り，日々これを検査に十二分に活用する検査技師の方々や装置の制限を理解し正確な診断を下す医師の方々，装置からの信号や画像をもとにそれらの信号解析の研究に携わる方々にも，必ず大きな力となり得ると信ずる。

　超音波診断装置は，大きく分けて，超音波を送波し生体内から反射してきたエコー波を受波する超音波探触子と，その探触子での受信信号を映像化し，計測を可能とする装置本体と，その画像の記録や転送を可能とする周辺機器との三つで構成されているとみることができる。本書では，紙数の制約もあるため，超音波診断装置のおもに本体機能に限って解説する。したがって，画像の記録など興味深い技術については触れることができない。さらに，前述したように，超音波診断装置は，診断のみならず治療応用へも積極的に利用され，強

力超音波を用いた結石破壊のように，治療専門機なども製品化されているが，それらについても触れられない。勉強したい方は他の文献を参考していただきたい。

　したがって本書では，超音波エコー情報の解析および映像化のしくみの解説が中心になっている。特に，ドプラ効果を利用した血流の映像化については，最近よく使用されていることから，少し詳しい説明を行う。また，時間軸での現象と周波数軸での現れ方の関係を明確に示す。これは，この血流測定やその映像化の原理を理解するうえできわめて有効であると考えるからである。また，超音波三次元表示については，映像化技術としては重要な多くの技術が含まれている点と，今後，断層表示とあわせて頻繁に使用されることが予測されるので，その原理と特徴について少し詳しい解説を行う。最近話題となっている超音波の非線形性を利用したハーモニックイメージングについても触れることにする。

　本書の特徴としては，超音波診断装置の動作原理を直感的に理解できるように，紙数が許す限り多くの図を用いて解説した。また，医用超音波の研究や開発に活用できるように，できる限り原理を正確に述べることに心がけた。このため，一部で数式を用いて説明を行うが，その使用量を最小限におさえ，式の意味を理解しやすくするために具体的な演算例を示すようにした。また，各章の終わりにはその章のポイントとなる事柄について「問題」を設けた。それらの解答は必ず本文のどこかに書かれているので，理解の整理のために是非考えてみていただきたい。

　本書が，大学などの研究機関や超音波関連の会社で装置開発にかかわる若い技術者の方々，実際に医療の現場で装置を使用されている方々，またこれから医師や技師になろうと日夜勉学に励んでおられる方々に少しでも役立てば，筆者らの最大の喜びである。

　音響特性と組織性状を定量的に計測し，設計に役立てる試みも活発に行われており，これらは診断装置の個別化や高機能化に重要である。今後ますます超

音波診断装置が発展することを心から祈る次第である。

　最後にこの書の発行にあたり，超音波診断装置の開発に関して長年にわたりご指導をいただいたアロカ(株)専務取締役河西千広博士に心からの感謝の念を表する。また出版に際し，お骨折りをいただいたコロナ社の方々に感謝する。

2002年6月

著　者

3刷では，4.1節の整合層の働きについて修正と合わせて詳細な説明を追加した。

目　　次

1．医用超音波診断装置の概要

1.1　医用超音波診断装置の特徴 …………………………………………………… *1*
1.2　超音波診断装置の構成 …………………………………………………………… *2*
　1.2.1　探触子の種類と用途 ………………………………………………………… *3*
　1.2.2　超音波診断装置の本体と表示 ……………………………………………… *4*

2．超音波の性質

2.1　超音波の周波数と減衰 ………………………………………………………… *6*
2.2　反　射　と　透　過 …………………………………………………………… *9*
　　　問　　題 ………………………………………………………………………… *14*

3．音　　場

3.1　平板振動子の指向性 …………………………………………………………… *15*
3.2　中心軸上の音圧 ………………………………………………………………… *18*
3.3　超音波の集束 …………………………………………………………………… *20*
3.4　画像の分解能 …………………………………………………………………… *24*
　　　問　　題 ………………………………………………………………………… *26*

4．探　触　子

4.1　探触子の構造 …………………………………………………………………… *27*
4.2　アレイ型探触子 ………………………………………………………………… *32*
　4.2.1　フェイズドアレイ型探触子 ………………………………………………… *32*
　4.2.2　1.5Dアレイ振動子，2Dアレイ振動子 …………………………………… *34*
4.3　電　気　的　特　性 …………………………………………………………… *36*
　　　問　　題 ………………………………………………………………………… *39*

5. 超音波ビームの形成

- 5.1 音源モデル ………………………………………………………… 40
- 5.2 整相加算 …………………………………………………………… 42
- 5.3 アレイ振動子の指向性 …………………………………………… 46
- 5.4 空間周波数の解析による指向性 ………………………………… 49
- 5.5 パルス波による指向性 …………………………………………… 55
- 5.6 サイドローブの抑圧 ……………………………………………… 58
- 5.7 2Dアレイ振動子を用いたビームの形成 ………………………… 60
-   問 題 ………………………………………………………………… 64

6. 超音波ビームの走査とその回路構成

- 6.1 ビーム走査方式の種類 …………………………………………… 65
- 6.2 走査方式と画質 …………………………………………………… 67
- 6.3 ブロックピッチ内での超音波ビーム形成 ……………………… 72
- 6.4 フレームレートと画質 …………………………………………… 73
- 6.5 回路構成 …………………………………………………………… 75
  - 6.5.1 送信クロックと遅延量の量子化 …………………………… 75
  - 6.5.2 連続波の位相制御 …………………………………………… 76
  - 6.5.3 アナログ式ビームフォーマ ………………………………… 77
  - 6.5.4 ディジタル式ビームフォーマ ……………………………… 79
-   問 題 ………………………………………………………………… 82

7. Bモード画像の構成

- 7.1 画像構成の流れ …………………………………………………… 83
- 7.2 信号処理と画像処理 ……………………………………………… 87
  - 7.2.1 対数圧縮 ……………………………………………………… 87
  - 7.2.2 STCとダイナミックフィルタ ……………………………… 89
  - 7.2.3 画像処理によるノイズ除去 ………………………………… 92
  - 7.2.4 フレーム相関処理によるノイズ除去 ……………………… 93

7.3　Mモード表示 ……………………………………………………… 95
　　　問　　題 ………………………………………………………… 97

8.　超音波三次元表示

8.1　超音波三次元表示とは ……………………………………………… 98
8.2　超音波エコーデータ集合の収集 …………………………………… 99
8.3　データの再構築 ……………………………………………………… 103
8.4　画像の構築 …………………………………………………………… 103
　8.4.1　間　接　法 ……………………………………………………… 104
　8.4.2　直　接　法 ……………………………………………………… 109
　8.4.3　間接法と直接法の相違 ………………………………………… 112
　8.4.4　画像構築の手順 ………………………………………………… 113
　8.4.5　高速三次元表示 ………………………………………………… 116
　　　問　　題 ………………………………………………………… 119

9.　血流計測

9.1　超音波ドプラ効果の原理 …………………………………………… 120
9.2　ドプラ周波数の計測 ………………………………………………… 125
9.3　CWドプラ法 ………………………………………………………… 129
　9.3.1　特　　徴 ………………………………………………………… 129
　9.3.2　装　置　化 ……………………………………………………… 130
　9.3.3　FFT表示 ………………………………………………………… 134
9.4　PWドプラ法 ………………………………………………………… 135
　9.4.1　PW法によるドプラ信号の検出 ……………………………… 135
　9.4.2　時間領域でのPWドプラ信号処理 …………………………… 137
　9.4.3　周波数領域でのPWドプラ信号処理 ………………………… 139
　9.4.4　PWドプラ法による流速計測の範囲 ………………………… 145
　9.4.5　HPRF法 ………………………………………………………… 149
　　　問　　題 ………………………………………………………… 155

10. 血流の可視化

- 10.1 カラードプラ ··· 156
  - 10.1.1 自己相関関数による周波数推定の原理 ················ 157
  - 10.1.2 ドプラ周波数推定 ·· 160
  - 10.1.3 くし型フィルタのはたらき ······························· 163
  - 10.1.4 複素自己相関器の回路構成 ······························· 165
  - 10.1.5 カラードプラ法による流速可視化の精度 ············· 166
  - 10.1.6 極低速血流の可視化 ·· 167
- 10.2 パワードプラ ··· 170
  - 10.2.1 パワードプラの特徴 ·· 171
  - 問題 ·· 174

11. ハーモニック映像法

- 11.1 ハーモニック映像法の種類 ·································· 175
- 11.2 コントラスト剤によるハーモニック映像 ················· 176
- 11.3 生体組織からの2次高調波 ·································· 179
- 11.4 生体組織からの2次高調波を利用したハーモニック映像 ······ 181
- 問題 ·· 183

付録 ·· 184
参考文献 ·· 195
索引 ·· 208

1 医用超音波診断装置の概要

この章では，医用超音波診断装置全体を簡単に見渡してみよう．

1.1 医用超音波診断装置の特徴

医用超音波診断装置は，音波を使用して体の内部の情報を映像化し，計測する装置である．この装置の第一の特徴は，放射線を用いるレントゲン装置やX線CT（コンピュータ断層装置）と異なり，音波を利用しているために，被曝の危険がないことである．患者はもちろんのこと，毎日検査を行う検査技師や医師にとっても安全な検査装置である．特に，放射線被曝に対してきわめて弱い胎児などの診断には，いまやなくてはならない検査装置の一つである．この理由により，現在この超音波検査は，体の広い範囲にわたり使用されるに至っている．

第二の特徴は，映像化の原理がX線CTやMRI（核磁気共鳴イメージング装置）などの大型の医用画像検査装置に比較して単純なことである．このため，つぎの二つの大きな利点が生じる．一つは，画像構成に要する時間が短くて済むため，リアルタイム表示が可能である．X線CTやMRI装置は，複雑な演算を行い画像を構築するために，数十ミリ秒（ms）の短い時間内に画像を構築することは非常に困難である．この特徴から，特に心臓などのリアルタイム検査では超音波断層装置が有用であり，非常に多く使用されるに至っている．このリアルタイム性から，診断のみならず治療にも使用されている．例えば，食道に置かれた経食道用探触子を用いて手術中に心臓の動きをリアルタイムにモニタするとか，また大血管を避けてメスを進める肝手術中のナビゲーシ

ョンとしての使用法など，多くの術中応用として盛んに使用され，さらに新しい応用も研究されている。

　もう一つの利点は，このために装置を小型にすることができ，また価格も X 線 CT などの約 1/10 以下と安価にすることができる点である。

1.2 超音波診断装置の構成

　超音波診断装置は，使用用途に応じていろいろな機種が存在する。1 台ですべての超音波診断領域をカバーする汎用機から，片手で運べる小型な専用機までじつにさまざまである。それらは，超音波を生体内に送信し戻ってくるエコー（echo）信号を受信する超音波探触子（プローブ：probe とも呼ぶ）と，それらエコー信号を増幅し映像化する本体装置とから構成されている。この基本要素にさらにオプションとして，画像や計測情報を記録・保存する周辺装置が付加されることが多い。最近では，これらの情報をネットワークを介して伝送できる機能をもつ装置も，販売されている。

　図 1.1 に超音波診断の様子を示す。探触子は通常，エコーゼリーを直接患者の体表に塗り，それに接するように置かれる。このゼリーは，探触子から放射された超音波が効率良く生体内に伝搬され，逆に生体内から反射してくる微弱なエコー信号を探触子に伝えるためのものである。

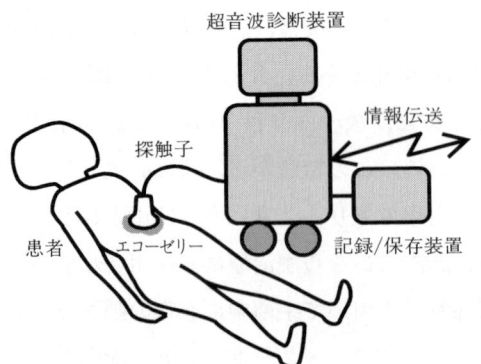

図 1.1　超音波診断の様子

1.2.1 探触子の種類と用途

実際の超音波検査では，さまざまな種類の探触子が，用途に応じて使い分けられている．このため，1台の診断装置に接続できる探触子は，数十種類にも及ぶ．

超音波探触子についていろいろな分類が可能であるが，図1.2に示すように，探触子を体の内部に挿入する体腔内(たいくう)走査と体の外から皮膚を通して超音波を送受信する体腔外走査に大別できる．体腔外走査は，最も一般的に使用されている方法で，経皮的走査とも呼ばれる．腹部や産婦人科領域をはじめ，表在組織である乳腺や甲状腺，頸(けい)動脈などの診断，また最近では筋肉や腱(けん)などの診断と，非常に幅広く用いられている．

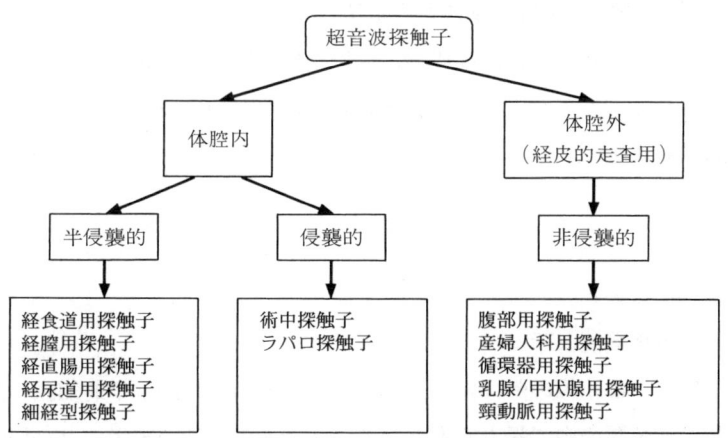

図1.2　超音波探触子の種類

一方，体腔内検査法では，探触子の挿入部位や方法により名前が付けられている．例えば，食道から心臓を観察するものは経食道用探触子，直腸から前立腺などを観察する経直腸用探触子，そして腟(ちつ)に挿入して子宮などを診断する経腟用探触子などがそれである．また内視鏡と同様に胃や腸の中に挿入する超音波内視鏡が開発され，大腸，胃などの消化器の内壁状態を診断するのに役立っている．

メスなどにより体に直接傷をつける侵襲的な方法としては，カテーテルの先

端で1mm²にも満たない小さな振動子が回転するカテーテル型の探触子（細径型探触子または miniature probe と呼ばれる）を血管内に挿入し，血管の内壁状態や血管の詰まりの程度を検査する方法や，手術中に探触子を臓器の表面に直接当てて用いる術中超音波法などがある。最近では，開腹せずに数箇所に穴を開けてその穴から手術を行う方法が開発され，それに用いるラパロ用の探触子など多種多様な超音波探触子が開発されている。

以前には夢のような話であった超音波三次元エコーデータ取込み用の探触子（後述）もすでに開発されている。今後もさらにさまざまな用途に適した探触子が開発されると思われる。

1.2.2　超音波診断装置の本体と表示法

最近の超音波診断装置は，高級機，低価格機を問わず，非常に多くの表示機能が搭載されるようになってきた。それらは，つぎのように大別できる。
- 組織断層表示
- 三次元表示
- 血流表示
- 非線形情報表示
- その他各種機能表示

組織断層表示は組織の断面像を表示するものであり，解剖学的知識と対比できる，超音波装置の中で最も基本となる表示である。この表示では，得られたエコー信号の振幅情報がおもに利用される。さらに，それらの振幅情報を三次元位置情報と対応付けて収集し，画像の再構築を行う方法が三次元表示である。これは，観測する臓器や組織の構造を立体的に表示するものである。それに対して，血流表示は，血液から反射してきた微弱なエコー信号の振幅と位相情報の両方を用いて，血流の状態を表示したり，血流の速度情報を提供するものである。この表示も，最近では，体の多くの部位で組織断層表示と併用されるようになってきた。

非線形情報表示は，生体組織のもつ音響的な非線形特性を利用する表示であ

る。生体内に伝搬する音波はその非線形特性によりひずみを受けるため，送信波の基本周波数とは異なる周波数をもつエコー波を生じる。このエコー波のひずみを映像化する方法である。

　そのほか，各種機能表示については，後章で少しずつ紹介することにする。

2 超音波の性質

　超音波診断装置を理解するには，まず超音波の性質を知る必要がある。この章では，超音波の性質，特に生体内での音波の振る舞い，つまり減衰，反射や屈折などについて考えよう。

2.1 超音波の周波数と減衰

　超音波は通常，人の耳では聞こえない音とされているが，聞こえるか聞こえないかはあまり重要ではなく，可聴音の周波数よりかなり高い周波数の音である点が重要である。超音波を用いて生体組織の内部構造を映像化するためには，超音波に指向性をもたせて必要な方向に音を放射したり，さらに超音波のビームを絞り分解能を高めたりする。また，周波数を高めて波長を短くし細かく観察することも行われる。この理由から，通常，医用超音波診断装置（ここではエコー法による断層画像装置に限定し，以下超音波診断装置または診断装置と呼ぶ）では 2～30 MHz と高周波数の超音波が用いられ，これらの周波数は観察の部位つまり振動子から観察部位までの距離に応じて使い分けられている。

　生体の軟部組織は，その成分の約 70～80% が水（液体）である。音波がそのように液体を多く含む媒質中を伝搬する場合，その波動はほとんどが縦波（疎密波）であると考えてよい。その様子を図 2.1 に示す。周波数とは 1 秒間に繰り返される波の数を意味し，ここではこれを f と表す。また，一つの波の長さ，すなわち波長を λ とし，さらにこの波が音響媒質中を伝搬する速さ（音速）を c と表すと，それらの間にはつぎの関係がある。

$$f \times \lambda = c \tag{2.1}$$

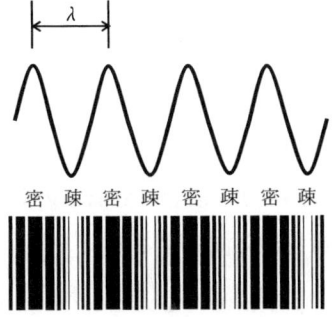

図 2.1 連続超音波

音波はいかなる媒質中を伝搬しても,その基本周波数は変化しない。一方,生体内を伝搬する音の速さは,正確には,その生体の各部位で組織の密度や体積弾性率がわずかずつ異なるために変化する。しかし,通常の超音波診断装置では生体中での音速が一定であると仮定し,JIS(日本工業規格)で定められた,生体中の平均音速 1 530 m/s を用いて超音波画像が構成されている。上記の式(2.1)から具体的に波長 λ の数値を求めてみると,周波数 2 MHz で 0.765 mm,30 MHz でも 0.051 mm 程度の値となる。これが超音波伝搬方向における分解能の制約となる。

この超音波の波長は,X 線などのそれに比較するとけた違いに大きな値である。そこでさらに分解能の良い超音波画像を得るために,より高い周波数の超音波を用いればよいように思われる。しかし,生体内を伝搬する超音波はそのエネルギーが生体組織のもつ粘性などの影響を強く受け,高い周波数になるほど急激に減衰する性質をもつ。このため,実際に使用できる周波数には制限がある。生体中での減衰は周波数依存(性)減衰(frequency dependent attenuation:FDA)と呼ばれ,生体の軟部組織では周波数 f にほぼ比例することが知られている。例えば,正常な肝臓組織ではほぼ 0.5 dB/(MHz・cm)[†] である。2 MHz の超音波を生体表面から送波し,15 cm の深さで反射してきたエコーを受波とすると,そのエネルギー強度は往復で 30 cm の距離を伝搬するため

[†] dB はデシベルと読む。これは値 A と B との比,つまり A/B の比率を $20\log_{10}(A/B)$ で定義し,求めた値である。例えば,$A/B=0.1$ のときは -20 dB となる。

に，送波エネルギーに対して $30(=0.5\times2\times30)$ dB 減衰することになる。これは約 1/32 に減衰することを意味する。ところが，ここで分解能を上げるために，もし 30 MHz を使用したとするとどうであろうか。この距離での減衰は 450 dB にも達し，比率に直すと $10^{-22.5}$ となるから，ほぼ 0 となる。**図 2.2** にこれらの減衰の特性を示す。この図が示すように，超音波の周波数が高くなると，生体内での超音波エネルギーは急激に減衰する。

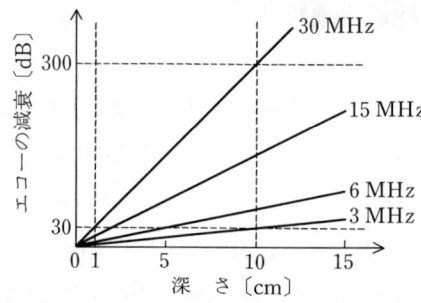

図 2.2 生体内での超音波減衰特性

ところで後述する理由から，送波されたエネルギーのうち，そのごくわずかのエネルギーがエコー波として受波される。このために，照射された超音波のエネルギーが生体内で 20〜30 dB も減衰すると，超音波診断装置はもはやそこから得られる非常に弱いエコー信号からは生体組織像を構成することができなくなる。つまり，微弱なエコー信号が装置内で発生するノイズと同程度の微弱な信号となるためである。したがって，事実上この生体の減衰特性が診断距離を決定することになる。それでは，照射する超音波のエネルギーを大きくすれば受信感度の問題は解決されると思われるが，この方法は生体中でのエネルギーの吸収が増え，生体への影響が無視できなくなるために採用できない。

　以上の性質を理解することは，超音波診断装置の設計において，またその装置の使用においても，最も基本であり，かつ重要な点である。例えば，図 2.2 の特性からおおよその診断距離が読み取れる。いま，30 dB までの減衰した信号を診断装置で可視化できるとすると，腹部産婦人科領域などで一般的に使用される超音波周波数 3.5 MHz では，同図から，12〜15 cm 程度の診断距離 (penetration) がとれることがわかる。もし，これに対して 30 MHz を使用し

たとすると，1cm 程度しかとれないことになる。言い換えれば，振動子から近くの部位を観察する場合には高周波を使用できるが，深い部位での映像化には低い周波数を使用せざるを得ない。このために比較的近い部位では分解能の良い画像が得られるが，診断部位が振動子から離れるに従って高分解能の画像を得ることが難しくなる。つまり，診断部位の深さにより，使用可能な周波数が決められてしまう。したがって，より高分解能の画像を得るためには，診断部位にできるかぎり振動子を近づける工夫がなされている。後章で詳しく述べるが，一般に体表面に探触子を当てて音波を経皮的に放射し，エコーを受波する方法（経皮的走査法）より，探触子を体内に挿入し，診断部位の近くでエコーを得る方法（体腔内走査法）のほうがより高分解能の画像が得られるのは，このためである。

2.2 反射と透過

ところで，どのようなときに超音波は生体組織で反射するのであろうか。山などで大声を出すと対面する山などから自分の声がエコーとして返ってくることは，よく経験する。これは，硬い山に声つまり音波がぶつかり，その音波が反射するためであることは容易に想像できる。生体内でも同様なことが生じると考えてよい。これらの問題を厳密に考えるために，音響工学の本などでは，超音波が波動現象であることから，まず波動方程式を示し解説するのが一般的である。ここでは，できる限り理解が容易なように，平易な式のみで説明を試みる。

音響工学でよく使用される概念として，まず速度ポテンシャルを導入しておく。厳密な定義はさておき，ここではつぎの定義なるものを考えておこう。

$$v = -\frac{\partial \phi}{\partial y} \tag{2.2}$$

すなわち，ϕ は，伝搬方向 y について微分して負号を付ければその方向の粒子速度 v が得られるものであって，速度のポテンシャルという意味である。また

$$p = \rho \frac{\partial \phi}{\partial t} \tag{2.3}$$

これは，ϕ の時間微分が音圧 p に比例することを意味する。ただし，ρ は媒質の密度を表す。

さて，準備ができたので，この速度ポテンシャルを用いて音の反射と透過について説明を行う。いま，図 2.3 に示すように，音速が c_1，密度が ρ_1 である媒質Ⅰと音速 c_2，密度 ρ_2 の媒質Ⅱが一つの境界面で接している。媒質Ⅰにある入射波と反射波の速度ポテンシャルをそれぞれ ϕ_i および ϕ_r とし，媒質Ⅱの透過波の速度ポテンシャルを ϕ_t と表す。また，次式のような連続波が入射，反射および透過しているとする。

$$\left. \begin{array}{l} \phi_i = A_i e^{j\left(\omega t - \frac{\omega}{c_1} y\right)} \\ \phi_r = A_r e^{j\left(\omega t + \frac{\omega}{c_1} y\right)} \\ \phi_t = A_t e^{j\left(\omega t - \frac{\omega}{c_2} y\right)} \end{array} \right\} \tag{2.4}$$

ただし，ω は角周波数を表し，$\omega = 2\pi f$ の関係がある。

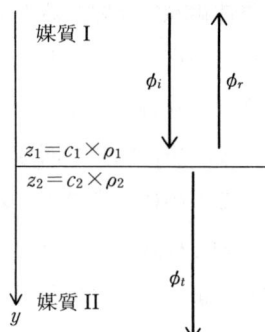

図 2.3 音の反射と透過

粒子速度 v は式(2.2)から

$$\left. \begin{array}{l} v_i = A_i \frac{\omega}{c_1} e^{j\left(\omega t - \frac{\omega}{c_1} y\right)} \\ v_r = -A_r \frac{\omega}{c_1} e^{j\left(\omega t + \frac{\omega}{c_1} y\right)} \\ v_t = A_t \frac{\omega}{c_2} e^{j\left(\omega t - \frac{\omega}{c_2} y\right)} \end{array} \right\} \tag{2.5}$$

また，音圧は式(2.3)から

$$
\left.\begin{array}{l}
p_i = A_i \rho_1 \omega e^{j\left(\omega t - \frac{\omega}{c_1} y\right)} \\
p_r = A_r \rho_1 \omega e^{j\left(\omega t + \frac{\omega}{c_1} y\right)} \\
p_t = A_t \rho_2 \omega e^{j\left(\omega t - \frac{\omega}{c_2} y\right)}
\end{array}\right\} \tag{2.6}
$$

となる。$y=0$ の境界面では粒子速度が連続であり，応力が釣り合うことから，境界条件としては

$$
\left.\begin{array}{l}
v_i + v_r = v_t \\
p_i + p_r = p_t
\end{array}\right\} \tag{2.7}
$$

である。

式(2.7)に式(2.5)と式(2.6)を代入して $y=0$ とすると

$$
\left.\begin{array}{l}
\dfrac{A_i}{c_1} - \dfrac{A_r}{c_1} = \dfrac{A_t}{c_2} \\
\rho_1 A_i + \rho_1 A_r = \rho_2 A_t
\end{array}\right\} \tag{2.8}
$$

が得られる。式(2.8)と式(2.6)から次式を得る。

$$
\left.\begin{array}{l}
\dfrac{p_r}{p_i} = \dfrac{A_r}{A_i} = \dfrac{\rho_2 c_2 - \rho_1 c_1}{\rho_2 c_2 + \rho_1 c_1} \\
\dfrac{p_t}{p_i} = \dfrac{A_t \rho_2}{A_i \rho_1} = \dfrac{2 \rho_2 c_2}{\rho_2 c_2 + \rho_1 c_1}
\end{array}\right\} \tag{2.9}
$$

上式の p_r/p_i は音圧反射率，p_t/p_i は音圧透過率と呼ばれている。

ここで音波を伝送線路を伝搬する電磁波に対応させると，つまり，$p \to V$（電圧），$v \to I$（電流）のように置き換えると，p/v は電気や電子工学でおなじみの特性インピーダンスに対応付けられる。そこで音響工学ではこの抵抗を音響インピーダンスと呼び Z と表す。例えば，媒質Ⅰの音響インピーダンスを Z_1 とし，式(2.5)と式(2.6)から，具体的に $Z_1 = \rho_1 c_1$ が得られる。つまり，このように音響インピーダンス Z は密度 ρ と音速 c の積で表せる。

$$Z = \rho \times c \tag{2.10}$$

この音響インピーダンスを用いて式(2.9)を書き直すことができ

$$\left.\begin{array}{l}\dfrac{p_r}{p_i}=\dfrac{Z_2-Z_1}{Z_2+Z_1}\\[2mm]\dfrac{p_t}{p_i}=\dfrac{2Z_2}{Z_2+Z_1}\end{array}\right\} \tag{2.11}$$

となる。これは特性インピーダンスがおのおの Z_1 と Z_2 である伝送線路の接続点における反射と透過の式と同じになる。

つぎに,平面波がこの境界面の法線に対し,角度が θ_i 開いた方向 i から入射し,この波が r の方向に反射し,かつ,t の方向に透過する様子を,図 2.4 に示す。われわれは,音波の入射角 θ_i と反射角 θ_r とが等しいことは経験的に知っている。つまり

$$\theta_i = \theta_r$$

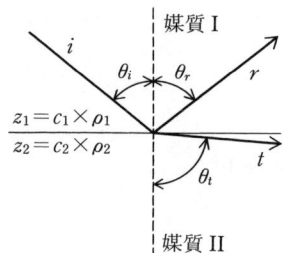

図 2.4 音の反射と屈折

また,スネルの法則により

$$\frac{\sin \theta_i}{\sin \theta_t}=\frac{c_1}{c_2} \tag{2.12}$$

の関係があることもよく知っている。このことは,音響インピーダンスの異なる境界では,音波が反射および屈折をすることを意味する。ところで,$c_2 > c_1$ のとき,ある入射角度で式(2.12)から計算される屈折角 θ_t が 90 度になるときがある。このときの入射角を $\overset{\circ}{\theta}_i$ とすると,これは

$$\overset{\circ}{\theta}_i = \sin^{-1}\left(\frac{c_1}{c_2}\right) \tag{2.13}$$

となり,この角度を臨界角と呼ぶ。もし,入射角がこの臨界角より大きくなると透過波はなくなり,入射した波のエネルギーはすべて反射波となる。この状態を全反射と呼ぶ。

生体内では実際に超音波の透過や反射がどの程度起こっているのか，具体的に計算してみよう。表 2.1 に示すように，生体内の各臓器の音響インピーダンスはほぼ水のそれに近いことがわかる。しかし，水のインピーダンスは空気のそれの約 4 000 倍（70 dB）もの大きな値である。したがって，もし超音波が水中から空気中へとそれらの境界面に垂直に放射された場合には，式(2.11)を用いて超音波の音圧反射率を計算すると 0.999 5 となり，99.95% の超音波がその境界面で反射する。つまり，音のエネルギーはほとんど水中から空気中へは伝わらないことを示している。これは骨との境界でもほぼ同様な現象が起こる。

表 2.1 各媒質の音響インピーダンス

伝搬媒質	$z=\rho c$〔kg/m²・s〕×10⁶	ρ〔kg/m³〕
空気	0.000 408	1.2
肺	0.62	400
脂肪	1.35	920
水	1.52	1 000
血	1.62	1 060
肝臓	1.64～1.68	1 060
筋肉	1.65～1.67	1 070
脳	1.55～1.66	1 030
脾臓	1.65～1.67	1 060
腎臓	1.62	1 040
骨	3.75～7.83	1 380～1 810

一方，生体内の軟部組織つまり，脳や肝臓，腎臓ではたがいの音響インピーダンスの差は $0.1～0.000\ 1×10^6 \mathrm{kg/m^2・s}$ ときわめて小さい。このため，肝臓内に照射された超音波入射エネルギーを 100% とすると，$Z_1=1.650\ 0×10^6$〔kg/m²・s〕，$Z_2=1.650\ 1×10^6$〔kg/m²・s〕として，同様の式から求められる反射率は何と 0.01% にしかならない。大きな音響インピーダンスの変化がある組織境界でも，この値はたかだか 1% にも満たない。つまり生体内に放射された超音波は骨などに当たると，そのほとんどが反射し強いエコーとなるが，各臓器や組織境界ではごくわずかの音波しか反射せず，そのほとんどは生体中をさらに伝搬しながら，徐々に生体に吸収され減衰し，最後に消失してしまう。

14　2. 超音波の性質

問　題

〔1〕 一般に，高い周波数の超音波を用いれば得られる超音波画像の分解能は高くなるが，体表より深いところにある臓器をみる場合にはあまり高い周波数の超音波を用いることができない。それはなぜか。

〔2〕 超音波は生体内のどのような境界面で反射するか。

〔3〕 超音波診断装置で正常な胸や腸の内部は観察できない。それはなぜであろうか。（ヒント：それらの部位には通常多くのガスが存在する。）

〔4〕 経皮的検査法による心臓の超音波検査では肋骨の間から超音波の送受信を行っているが，なぜだろう。

〔5〕 超音波検査のときに，体表にエコーゼリーや油を塗り，超音波探触子をそこに当てて検査を行うのはなぜか。

〔6〕 式(2.9)を導け。

3 音　　　場

　振動子から放射された超音波が，伝搬媒質中でどのような強度分布を示すか。この章では，振動子の形状による音場の違いを議論する。また，これらの音場により決定づけられる超音波画像の分解能について考えてみよう。

3.1 平板振動子の指向性

　振動子から連続に放射される音波が減衰のない音響伝搬媒質中でどのような強度分布を示すか，円形の平板振動子を具体例として考えよう。振動子の表面が次式のように振動しているとする。

$$v(t) = v_0 e^{j\omega t} \tag{3.1}$$

振動子面上の微小面積 dS による体積速度は $v_0 dS$ である。この dS から媒質中に放出される球面波より，振動子前方の観測点 Q に生じる速度ポテンシャル $d\phi$ は詳しくは波動方程式から導かれるが，ここでは

$$d\phi = \frac{v_0 dS}{2\pi r} e^{-jkr} e^{j\omega t} \tag{3.2}$$

と表されるとする。ただし，r は dS から Q までの距離を表し，k は波数定数で $k = \omega/c = 2\pi/\lambda$ である。振動子全面による点 Q での速度ポテンシャル ϕ は，振動子の全面について積分すれば得られる。

$$\phi = \int_S d\phi \tag{3.3}$$

　観測点 Q が，図 3.1 に示すように，半径 a の振動子の中心から距離 r_0 離れた位置で，かつ XZ 面上の位置にあるとする。幾何学的な位置関係から，r は次式で表される。

16   3. 音　　　　場

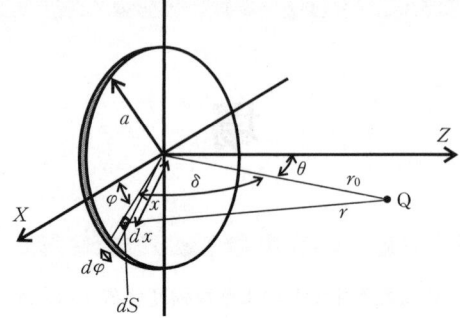

図 3.1 円形振動子による
音場の計算

$$r^2 = r_0^2 + x^2 - 2r_0 x \cos \delta \tag{3.4}$$

$x \ll r_0$ であるので

$$r = \sqrt{r_0^2 - 2r_0 x \cos \delta} \tag{3.5}$$

と近似でき，さらに

$$r = r_0 \left(1 - \frac{x}{r_0} \cos \delta\right) \tag{3.6}$$

と近似できる。また，Qが遠方であることを考慮して近似すると，式(3.6) の r は

$$r \approx r_0 - x \cos \varphi \sin \theta \tag{3.7}$$

と表すことができる。観測点が振動子から十分に遠方にある場合には，r と r_0 の違いはわずかである。したがって，この違いが観測点 Q のポテンシャル ϕ の振幅に及ぼす影響は無視でき，位相の変化だけを考慮すれば十分である。そこで，式(3.2)を用いて，微小面積から受ける速度ポテンシャルは

$$d\phi = \frac{v_0}{2\pi r} e^{-jkr_0} e^{j\omega t} e^{jkx \cos \varphi \sin \theta} x dx d\varphi \tag{3.8}$$

これを振動子の全面積について積分して

$$\phi = \frac{v_0}{2\pi} \int_0^a \frac{e^{-jkr_0} e^{j\omega t}}{r} \left(\int_0^{2\pi} e^{jkx \cos \varphi \sin \theta} d\varphi\right) x dx \tag{3.9}$$

を得る。ここで第1種第0次と同第1次のベッセル（Bessel）関数を J_0，J_1 とそれぞれ表せば

$$\int_0^{2\pi} e^{jkx \cos \varphi \sin \theta} d\varphi = 2\pi J_0(kx \sin \theta) \tag{3.10}$$

3.1 平板振動子の指向性

$$\int_0^a J_0(kx\sin\theta)\,x\,dx = \frac{a^2}{ka\sin\theta}J_1(ka\sin\theta) \tag{3.11}$$

式(3.9)は，$r \cong r_0$ として，また θ の関数であることを強調して ϕ_θ とすると，次式となる。

$$\phi_\theta = \left(\frac{v_0}{2\pi r_0}e^{-jkr_0}e^{j\omega t}\right)\pi a^2 \frac{2J_1(ka\sin\theta)}{ka\sin\theta} \tag{3.12}$$

ここで，Z 軸上の，つまり，$\theta = 0$ のときの速度ポテンシャルを基準とし，θ 方向での速度ポテンシャルとの比 R_θ を計算する。この R_θ を指向特性または指向性と呼び，円形平板振動子の指向性は次式で表される。

$$R_\theta = \left|\frac{\phi_\theta}{\phi_0}\right| = \left|\frac{2J_1(ka\sin\theta)}{ka\sin\theta}\right| \tag{3.13}$$

一方，矩形の振動子の指向性は速度ポテンシャルを用いた同様な方法で得られる。ここではその結果の式のみを示す。

$$R_\theta = \left|\frac{\sin(ka\sin\theta)}{ka\sin\theta}\right| \tag{3.14}$$

ここで，5 MHz の超音波を半径 10 mm の円形振動子と 1 辺が 10 mm の矩形振動子のそれぞれで放射したときに得られる指向特性を具体的に求めると，**図 3.2** になる。同図から $\theta = 0$ のときに指向性の値が 1 となり，最大であるが，他の角度でも小さな山がたくさん現れることがわかる。$\theta = 0$ の山を主極またはメインローブ（main lobe）といい，それに対してその他の山を副極またはサイドローブ（side lobe）と呼ぶ。サイドローブは中心軸以外の音波の特性の強さを示すので，指向特性が悪くなる。それゆえ，このメインローブとサイドローブとの比が超音波画像の画質に大きく影響を及ぼすことになる。

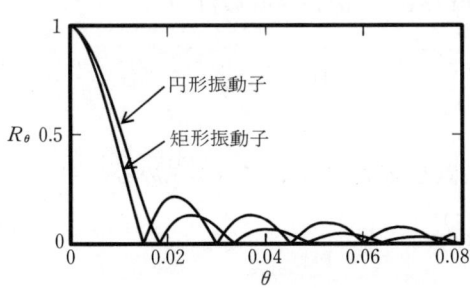

図 3.2　各振動子の指向特性

18   3. 音　　　　場

　以上は遠距離音場での指向性であり，つまり振動子表面から観測点Qまでの距離が振動子の半径に比べて十分に大きい場合の音場である。これに対して，振動子の近くでは大変複雑な音場となり，解析が大変複雑となる。そこで，次節では中心軸上の音圧の様子のみを計算により求め，その性質を調べることにする。

3.2　中心軸上の音圧

　中心軸上の音圧を求めるために，観測点Qを中心軸上（Z軸上）に設定する。つまり，図3.1において $\theta=0°$ のときにあたる。このとき $\delta=90°$ となるので，振動子から観測点までの距離 r_0 を z とおくと，式(3.4)から，$r^2=x^2+z^2$ が得られる。これを式(3.9)に代入して

$$\phi = \frac{v_0}{2\pi} e^{j\omega t} \int_0^{2\pi} d\varphi \int_0^a \frac{e^{-jk\sqrt{x^2+z^2}}}{\sqrt{x^2+z^2}} x dx \tag{3.15}$$

を得る。積分を計算すると

$$\phi = j\frac{v_0}{k} e^{j\omega t}(e^{-jk\sqrt{z^2+a^2}} - e^{-jkz}) \tag{3.16}$$

音圧の式は式(2.3)の関係，つまり速度ポテンシャルの時間微分により得られるので，次式となる。

$$p(z) = \rho \frac{\partial \phi}{\partial t}$$

$$= -\frac{\omega \rho v_0}{k} \begin{bmatrix} \{\cos(k\sqrt{z^2+a^2}) - \cos kz\} \\ -j\{\sin(k\sqrt{z^2+a^2}) - \sin kz\} \end{bmatrix} \tag{3.17}$$

$$|p(z)| = 2\left|p_0 \sin\left\{\frac{\pi}{\lambda}(\sqrt{a^2+z^2} - z)\right\}\right| \tag{3.18}$$

ただし，$p_0 = \rho c v_0$ である。

　そこで音圧が最大になる位置を $z_{p\,\max}$ とし，これを求めると

$$z_{p\,\max} = \frac{4a^2 - \lambda^2(2m+1)^2}{4\lambda(2m+1)} \tag{3.19}$$

ただし，$m = 0, 1, 2, 3, \cdots$

反対に音圧が最小になる位置 $z_{p\,\min}$ は

$$z_{p\,\min} = \frac{a^2 - \lambda^2 m^2}{2m\lambda} \tag{3.20}$$

となる。

式(3.19)から $z_{p\,\max}$ の中の最大値を $Z_{\max}$ とすると

$$Z_{\max} = \frac{4a^2 - \lambda^2}{4\lambda} \tag{3.21}$$

$a^2 \gg \lambda^2$ の場合は次式で近似できる。

$$Z_{\max} = \frac{a^2}{\lambda} \tag{3.22}$$

この $Z_{\max}$ より振動子に近い範囲の音場を**近距離音場**（フレネルゾーン：Fresnel zone），遠い範囲の音場を**遠距離音場**（フランホーファゾーン：Fraunhofer zone）と呼ぶ。

図 3.3 に，半径 10 mm の円形振動子から放射された，周波数約 3 MHz の超音波がつくる中心軸上の相対音圧の特性曲線を示す。$Z_{\max}$ は 200 mm となり，これより振動子に近い範囲ではつまりフレネルゾーンでは音圧の変化が大変複雑である。しかし，このフレネルゾーンではビーム幅は $Z_{\max}$ までは一定となる。

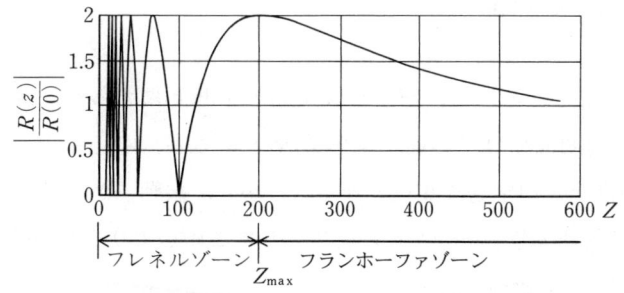

図 3.3 中心軸上の音圧特性

一方，フランホーファゾーンでは中心軸上の音圧強度が単調に減衰する。これに合わせて，ビーム幅は広がることになる。この様子を**図 3.4** に示す。

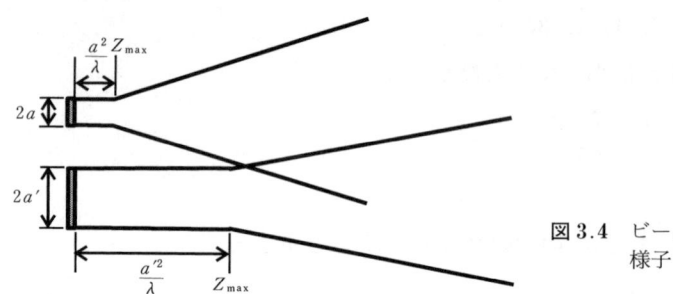

図 3.4　ビーム幅の様子

　平板振動子がつくるこのような性質のために，生体内で遠方まで続く理想的な細いビームをつくることは困難である．つまり，Z_{max} の位置を振動子から遠くにするには，高い周波数，すなわち波長 λ の小さい超音波を使用する必要があるが，高い周波数の超音波を使用すればするほど，前節で述べたように，生体の超音波周波数依存（性）減衰（FDA）特性のために，超音波のエネルギーは生体内で急速に吸収されてしまうためである．このため生体の深いところからは十分な感度でエコー情報を得ることが難しい．一方，振動子の開口半径 a を大きくすると確かに Z_{max} は大きくなるが，ビーム幅自体が太くなってしまい，分解能の良い画像が得られないことになる．そこで，できる限り遠方で細いビーム特性を得るには，超音波ビームを集束することが必要となる．

3.3　超音波の集束

　超音波を集束させるには，円形平板振動子を凹面にする方法が考えられる（図 3.5）．この凹面振動子の曲率半形を R とすると，中心軸上，振動子の前方距離 R の点が幾何学的な焦点となる．しかし，振動子から放射された音波は拡散しようとする性質のために，結果としてこの点より少し手前で音圧の最

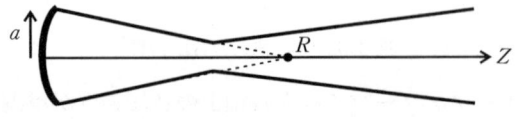

図 3.5　凹面振動子のビーム特性

大を示し，その程度は超音波の周波数と振動子の幾何学的な形状に関係している。この点をもう少し詳しく述べる。

任意の観測点での音圧は前節と同様に速度ポテンシャルを用いた方法で得られる。しかし，これを具体的に求めるには多くの演算を必要とするので，ここでは各特徴的な位置での近似解を求め，集束音波の性質を考える。振動子全面での音圧で正規化した中心軸上の相対強度 I の式をつぎに示す。

$$I = \frac{P}{P_0} = \frac{2R}{R-z} \sin\left(\frac{\pi}{\lambda} \cdot \frac{R-z}{2Rz} \cdot a^2\right) \tag{3.23}$$

さらに，$Z = z/R$ と半径で正規化したものを使用し，$D = a^2/\lambda R$ の D を用いる。これは **D ファクタ** と呼ばれ，音波の集束度合いを表す重要なパラメータである。この D ファクタを用いて式(3.23)を書き直すと

$$I = \frac{2}{1-Z} \sin\left\{\frac{\pi D}{2}\left(\frac{1}{Z}-1\right)\right\} \tag{3.24}$$

と表すことができる。ここで D ファクタを変えたときの相対音圧の様子を**図 3.6** に示す。

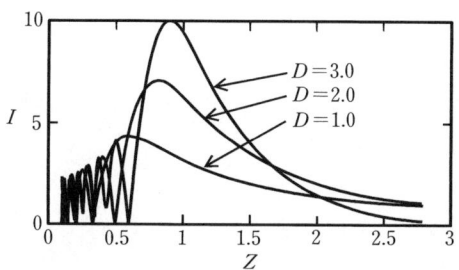

図 3.6 D ファクタの違いによる相対音圧の変化

この図から，音圧が最大となる位置は幾何学的な焦点の位置（$Z=1$）より手前にあることがわかる。D が大きくなるに伴って最大点の位置は $Z=1$ に近づき，最大点の相対音圧は高くなるが，その最大点の前後の位置で急激に低くなる。このように，音圧の特性曲線は D の値により変化する。

幾何学的焦点 $Z=1$ での相対音圧は次式で簡単に得られ，πD となる。

$$\lim_{Z \to 1} I = \pi D \tag{3.25}$$

ところで，観測点が焦点にある場合では，この観測点から振動子面上のすべての点までの距離がみな等しくなるので，その焦点近傍の音場は円形平板振動子の音場と近似できる。したがって，Z 軸に直角である X 軸方向にそった超音波ビームの強度プロファイルは，式(3.13)の指向性とほぼ一致する。その様子を**図 3.7** に示す。

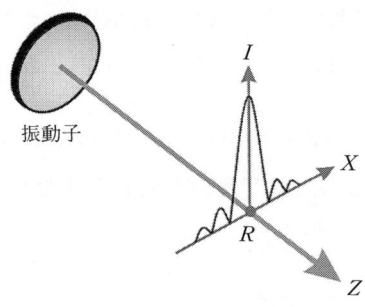

図 3.7 焦点近傍でのビームプロファイル

つぎに，この超音波ビームの半値幅を求めてみよう。半値幅はその定義よりビームの頂点の値（πD）から半値（$\pi D/2$）となる位置でのビームの幅で定義される。ここでは便宜上，半値幅を $2B$ と表す。そこで式(3.13)からつぎの関係式を得る。

$$\left|\frac{2J_1(ka\sin\theta)}{ka\sin\theta}\right|\times \pi D = 0.5\times \pi D \tag{3.26}$$

ここで

$$x = ka\sin\theta \tag{3.27}$$

とおき，式(3.26)を変形すると

$$J_1(x) = 0.25x \tag{3.28}$$

を得る。この式を満たす x の値を第1種第1次ベッセル関数の数表から求めると，$x \cong 2.2$ である。したがって

$$\theta_h = \sin^{-1}\frac{2.2\lambda}{2\pi a} \cong \frac{\lambda}{\pi a} \tag{3.29}$$

ただし，$\lambda \ll a$。一方，半値幅 $2B$ は**図 3.8** からわかるように

$$2B = 2R\theta_h = \frac{2R\lambda}{\pi a} \tag{3.30}$$

3.3 超音波の集束　23

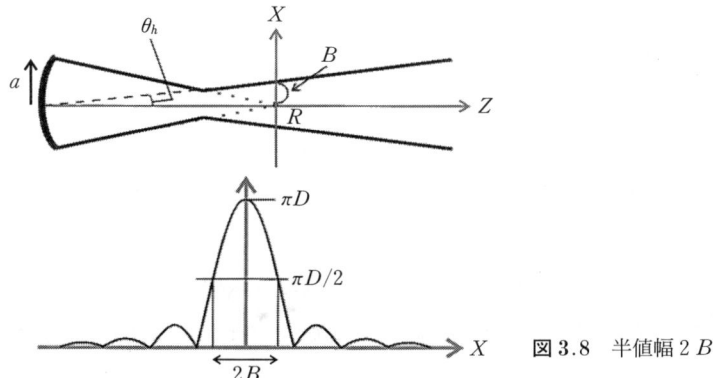

図 3.8　半値幅 2B

つまり，R，λ を固定すれば超音波ビームの半値幅は，式(3.30)より，振動子の開口半径 a に反比例する。また

$$2B = 2\frac{a}{\pi D} = 2\frac{a}{I} \tag{3.31}$$

となるので，a を一定とすると，その位置での相対音圧強度や定数に反比例することがわかる。このため，図 3.9 に示すように超音波の集束の度合いを増すと，つまり D 定数を大きくすると，ビームの特徴は焦点近傍では超音波の音圧強度が増し，ビーム幅も細くなるが，焦点から遠距離や近距離では急激に音圧が下がり，ビーム幅が広がる傾向がある。

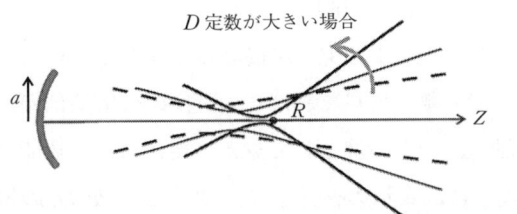

図 3.9　D 定数による
　　　　ビーム幅の変化

　以上をまとめると，超音波の集束の度合いは，超音波の波長 λ と振動子の開口半径 a や曲率半径 R と密接な関係がある。診断装置では，診断部位に応じてできる限り超音波の集束度を上げ，細くかつ感度の良い超音波ビーム特性を得るために，これらのパラメータのバランスを考慮し，設計を行っている。

3.4 画像の分解能

張った糸のように非常に細くどこまでも同じ太さの超音波ビームを得ることが可能であれば，浅いところから深い部位まで一様でかつ高分解能な超音波画像が得られるだろう。しかし，実際の超音波ビームは，前節で述べたように，フォーカス点近傍で最も細く，その前後ではビーム幅が広がる。さらに，同じ深さの位置でも，ビームの中心とビームの端とではエコー受信感度が異なる。すなわち，ビームの中心で最も振幅の大きなエコーを受信するが，中心から同径方向に離れるに伴って徐々にビームの強度が小さくなる特性を有する。このため，ビームの受信感度をどの程度まで規定するかにより，そのビーム幅は変化する。管面上に同時に表示するエコー信号の強度について，その強度の大きな信号から小さなものまでの範囲を表示する**ダイナミックレンジ**と呼ぶが，このダイナミックレンジによりビームの太さは変化することになる。工学の分野では，一般にビーム幅の定義として前節の半値幅（中心の強度を 0 dB としたとき，-6 dB となる幅）が一般的によく用いられる。しかし，超音波診断装置では，強いエコー信号から $-40 \sim -60$ dB もの小さなエコー信号を同時に表示する必要がある。このため，上記の半値幅の定義では実際に画像が管面上で分離して見える幅と必ずしも一致せず，実用的ではない。

いま，水中に二つの点ターゲット P 1 と P 2 が接近して存在していると仮定し，この 2 点が超音波画像上で分離して見えればこの画像の分解能は優れているとしよう。逆に 2 点が接触し，一つの塊として見える場合には分解能は不十分である。**図 3.10** に示すように，表示のダイナミックレンジが D_1 の場合，つまり画像の輝度表示の範囲を D_1 とする場合では，細いビームを用いた画像が二つの点ターゲットを分離して表示できるのに対して，太いビームの場合では分離できない。しかし，ダイナミックレンジの範囲を狭めて D_2 とすると，太いビームの場合でも分離して見えるようになる。このように，画像上での分解能は，表示のダイナミックレンジに深く関係する。

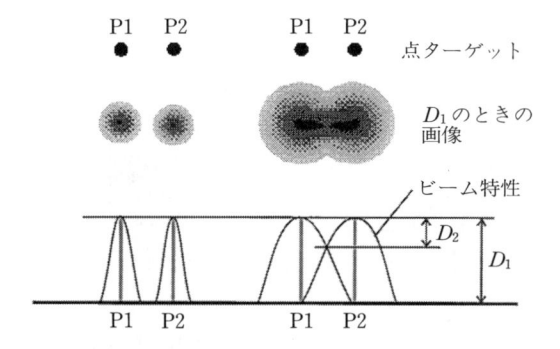

3.4 画像の分解能

図 3.10 ダイナミックレンジと表示の分解能（1）

つぎに，**図 3.11**に，両ターゲットのエコー反射率が等しい場合（図（a））と，P1に対してP2のエコーの反射強度が小さく，P1によるビームの中に埋もれてしまう場合（図（b））とを考える。前者では，先の例と同じに，表示のダイナミックレンジの調整で二つのターゲットを分離し，表示することが可能である。しかし，後者では，P2の画像がP1のビーム幅に含まれてしまい，もはやいくら表示のダイナミックレンジを変えてみても，この両者を分離して観察することはできない。つまり，二つの点ターゲット像が分離して見えるための要素として，両者のエコーの強さ，ビーム幅，そして表示のダイナミックレンジらが関係していることを理解する必要がある。

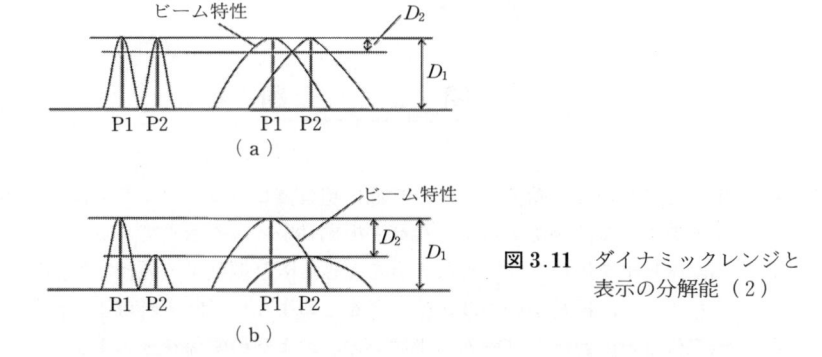

図 3.11 ダイナミックレンジと表示の分解能（2）

以上は超音波ビームの幅方向（これを**方位方向**と呼ぶ）について議論したが，パルスエコー法では**図 3.12**に示すように超音波が発信し，数波ですぐに

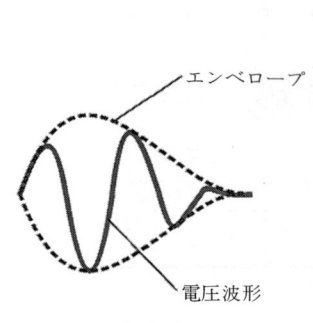

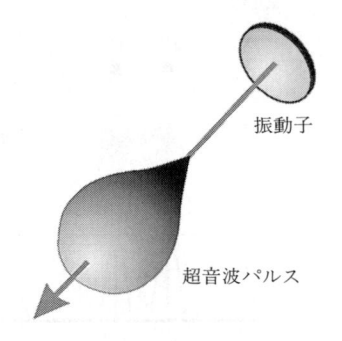

図 3.12　超音波パルスの形　　図 3.13　超音波パルスの三次元的な形状

減衰する形の波（通常これを**パルス波**と呼んでいるが，バースト波に近い）が生体内を伝搬し，エコー信号として観測される。つまり，この超音波パルス波は山なりのエンベロープをもつ。このパルス波を形成する波数が少ないほど，そのパルス波の伝搬方向の分解能が良くなる。ここでも，ビーム幅の議論と同様にパルス幅の定義が問題となる。例えば，二つのパルスが分離して見える距離は，表示のダイナミックレンジと深くかかわる。これは図 3.11 などの横軸を時間と考え，ビームの幅の特性をパルス波のエンベロープ特性と対応づけると，先ほどと同様な議論が可能である。**図 3.13** のように，断層装置で使用されている超音波パルス波は三次元的に有限の広がりをもつパルスである点と分解能の関係を，よく理解する必要がある。

問　　題

〔1〕　生体内において振動子より遠方で細い超音波ビームをつくるには，凹面型の振動子を用いる必要があるが，なぜ平板振動子では不適当であるか。
〔2〕　凹面振動子を用いて音圧の最大点をできる限り振動子の幾何学的焦点に近づけるためには，振動子の周波数や半径をどのように設計すればよいか。
〔3〕　焦点付近での音圧とビームの半値幅のおおよその関係を述べよ。
〔4〕　画像の分解能は，超音波パルスの形と表示のダイナミックレンジとを同時に考える必要があるのはなぜか。

4 探触子

　超音波を送波し，生体内から反射してきたエコーを受波する，生体との接点にあるセンサ部が探触子である．この章では重要なセンサ部の構造について説明する．

4.1 探触子の構造

　医用超音波診断装置では，2〜30 MHz の広い周波数範囲の中から目的に適した超音波が選択され用いられることを前述した．このような高周波を発生するために，振動子材料としては **PZT** と呼ばれる圧電セラミックスなどが一般によく用いられる．そのほか，10〜30 MHz では高分子系の圧電材料が用いられることもある．これらは，機械的に圧縮または伸展など応力を受けると，それに応じてその素子の両端に電圧が生じる性質をもつ．これを**圧電効果**（piezoelectric effect）と呼ぶ．逆に電圧がそれらに与えられると，その電圧に応じて，圧電素子は縮んだり伸びたりする．さらに，この圧電素子の電極に，この素子の固有振動数と同じ周波数を有する交流電圧を印加すると，圧電素子はその励振周波数で共振し，強く振動する．例えば，**図 4.1** に示すように，板状の凹面振動子が振動すると，音波が振動子の前面と後面の両面から放出される．探触子としては一方向のみの音波が必要であることから，振動子後方へ放射される音を吸収させる，バッキングと呼ばれる音響吸収材をはり合わせる．このバッキングは，薄い振動子板を支える土台の役目や，振動子が発生する熱の放熱効果も同時に担っている．一方，前面側では超音波を生体内に効率よく放射する目的で整合層が設けられる．

　音の性質として，その伝搬媒質中に音響インピーダンス値の不連続点が存在すると，その点で音波の反射が起こる．この反射が大きいことは音の透過率が

4. 探触子

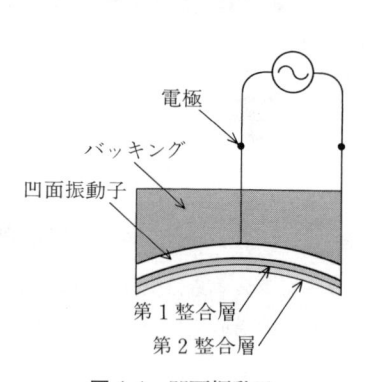

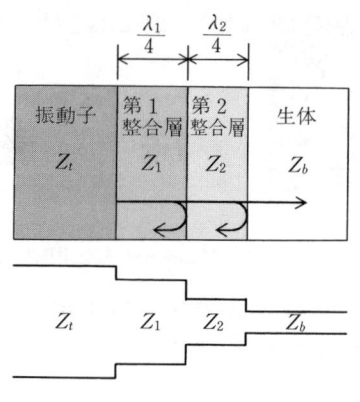

図 4.1 凹面振動子

図 4.2 インピーダンスの整合層

低いことを意味し，エネルギーが効率よく伝わらないことになる。実際，PZTなどの振動子の音響インピーダンスは23～30 MRayls（$\times 10^6$kg/m^{2}s）前後であり，生体のインピーダンスの1.5 Mraylsとの間にきわめて大きな差がある。このため，せっかく振動子が共振し大きく振動したとしても，振動子と生体の境界面で音波の大きな反射が生じ，その大半の音響エネルギーは生体内に放射されない。そこで両者の間にそれらの中間のインピーダンスを有する物質を介在させ，できる限り両者の境界での反射を少なくし，音が生体内に効率よく放射されるような工夫がなされている。これが整合層の役目である。

例えば，図4.2に示すように，振動子と生体の音響インピーダンスをそれぞれZ_t，Z_bとし，第1，第2整合層のそれらを，Z_1，Z_2と表す。それらの大きさを模式的にパイプの太さで表現しよう。同図から直感できるように，音が太いZ_tのパイプからいきなり細いZ_bのパイプに入るよりも，同図のようにZ_1，Z_2と順に細くなるようにパイプをつなげて用いたほうが，各パイプ間での反射が少なく，音が伝わりやすいことが想像できる。

最も音が伝わりやすい条件のZ_1を求めてみよう。ただしここでは，連続波を使用することを仮定する。上記の説明から，このZ_1の値はZ_tとZ_2の中間の値であることは推測できる。まず，Z_tからZ_1に音が透過する音圧透過率を式(2.11)を用いて表し，同様にZ_1からZ_2への音圧透過率を求める。そこで，

4.1 探触子の構造

Z_t から Z_2 への総合の音圧透過率を Z_1 の変数として $T(Z_1)$ と表すと，次式が得られる．

$$T(Z_1) = \frac{2Z_1}{Z_1 + Z_t} \times \frac{2Z_2}{Z_2 + Z_1} \tag{4.1}$$

この関数の変化を調べるために，変数 Z_1 で微分すると

$$\frac{dT(Z_1)}{dZ_1} = \frac{4Z_2(Z_2 Z_t - Z_1^2)}{(Z_1 + Z_t)^2 (Z_1 + Z_2)^2} \tag{4.2}$$

が得られ，次の式(4.3)の関係から $T(Z_1)$ は上に凸の関数であることがわかる．

$$\left.\begin{array}{ll} \dfrac{dT(Z_1)}{dZ_1} > 0 & \text{for} \quad Z_2 Z_t > Z_1^2 \\[4pt] \dfrac{dT(Z_1)}{dZ_1} = 0 & \text{for} \quad Z_2 Z_t = Z_1^2 \\[4pt] \dfrac{dT(Z_1)}{dZ_1} < 0 & \text{for} \quad Z_2 Z_t < Z_1^2 \end{array}\right\} \tag{4.3}$$

ただし，$Z_1 > 0$，$Z_2 > 0$，$Z_t > 0$ と仮定する．

したがって，微分値が 0 となる点で関数は最大となることから

$$Z_1 = \sqrt{Z_t \cdot Z_2} \tag{4.4}$$

が得られる．同様な議論からインピーダンス Z_2 も得られる．

$$Z_2 = \sqrt{Z_1 \cdot Z_b} \tag{4.5}$$

以上の音響インピーダンスをもつ材料で整合層を構成するときに，音響エネルギーが効率良く生体内に放出される．この整合法は平面波が平行な音響伝搬媒質層を通過する場合であり，かつ各層での反射波の影響は無視する場合に成立する．しかし，実際には反射波の影響が無視できないので，次にはさらにその反射波を利用する方法について図4.3と図4.4を用いて説明する．

多くの超音波探触子では性能を上げるために多層の整合層構造を採用しているが，この図では理解を容易にするために 1 層の場合で説明を行う．

図4.3の左図は，左から超音波振動子，整合層そして水の層が順に配置された状況を表し，それぞれの音響インピーダンスを順に Z_t，Z_m そして Z_b とすると，実際の状況では $Z_t > Z_m > Z_b$ の大小関係が成立する．また，振動子の表

4. 探触子

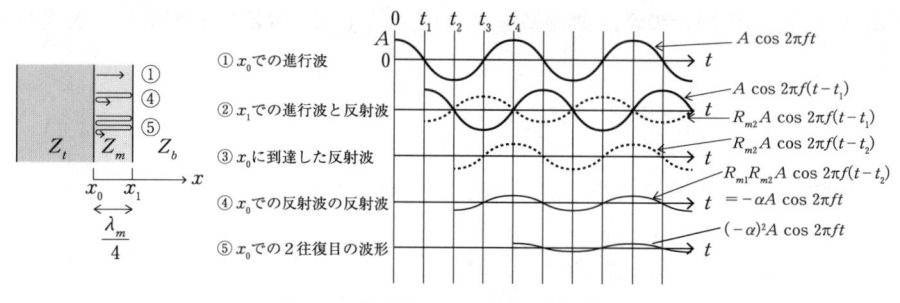

図4.3 整合層内での多重反射の様子

面を x 軸上の位置 x_0 とし，整合層と水との境界位置を x_1 とし，おのおのの位置での音波の振幅がどのように変化するかを，図4.3の①から⑤までの波形を使って説明する。

①は位置 x_0 で時刻 $t=0$ のときに音波の振幅が最大となる波形を表し，この波を $A\cos 2\pi ft$ と表すことにすると，振幅が4分の1周期に当たる時刻 t_1 でプラスの最大値からゼロとなる。

ところで時刻 $t=0$ で出発した振動子からの音波は整合層内を伝搬するが，もし整合層の厚さが整合層内を伝搬する音波の波長 λ_m の4分の1であれば，整合層と水との境界位置である x_1 に到達した音波は $A\cos 2\pi f(t-t_1)$ となり，②の実線波形となる。この境界では音響インピーダンスの異なる境界であるので②の音波の一部は反射し振動子側に戻るが，この反射波はインピーダンスの大小関係が $Z_m > Z_b$ であることから，この境界での振幅反射率 R_{m2} の符号は式(4.6)に示すように負となり，図②の破線の波形が示すように振幅が反転することになる。

$$R_{m2} = \frac{Z_b - Z_m}{Z_b + Z_m} < 0 \tag{4.6}$$

そしてこの反射波は厚さ $\lambda_m/4$ の整合層を逆に伝搬し，振動子面 x_0 の位置に到達する時刻を t_2 とすると，この時刻で再び反射する。ここでの振幅反射率 R_{m1} は式(4.7)となり，今度は符号が正であるので同位相で反射する。

$$R_{m1} = \frac{Z_t - Z_m}{Z_t + Z_m} > 0 \tag{4.7}$$

したがって整合層内を1往復した波は④となり

$$R_{m1}R_{m2}A \cos 2\pi f(t-t_2) = \alpha A \cos 2\pi f(t-t_2) \tag{4.8}$$

と表せる。ここでは1往復における総反射率を $\alpha = R_{m1} \cdot R_{m2}$ とおくと，上記の状況では $\alpha < 0$ であり，その大きさは $0 < |\alpha| < 1$ である。

ここで時刻 t_2 は音波が整合層内の音速 c_m で $\lambda_m/4$ 整合層内を1往復した時間であるので，$t_2 = 2(\lambda_m/4)/c_m$ であり，周波数は $f = c_m/\lambda_m$ であるから，$t_2 = 1/(2f) = T/2$ となる。T は音波の1周期であり，1往復した音波はもとの音波の半周期 $T/2$ 遅れた時相の波となる。したがって上記の音波の場合には

$$\alpha A \cos 2\pi f(t-t_2) = -\alpha A \cos 2\pi t \tag{4.9}$$

となる。

2往復目の波は $(-\alpha)^2 A \cos 2\pi f$ となり，n 往復目の波は $(-\alpha)^n A \cos 2\pi ft$ と表せ，この多重反射波はべき乗で減少するが，振動子面（x_0 の位置）では振動子の本来の振動波形にこれら多重反射による波形が加算されるので，十分に長い時間経過したときの状態の波形 $w(t)$ は

$$\begin{aligned}w(t) &= \sum_{n=0}^{\infty} (-\alpha)^n A \cos 2\pi ft \\ &= \frac{1}{1+\alpha} A \cos 2\pi ft \\ &\approx (1-\alpha) A \cos 2\pi ft \end{aligned} \tag{4.10}$$

となり，$\alpha < 0$ であるので音波の振幅が大きくなることがわかる。

以上は連続波の例で解説したが，パルス波の場合にも同様に考えることができ，図 4.4(a) の波が整合層内を1往復後に再入射される波の振幅は $A\alpha < 0$ となり，図(b)に示すように整合層を往復するのに要する時間（半周期 $T/2$）後に，もと

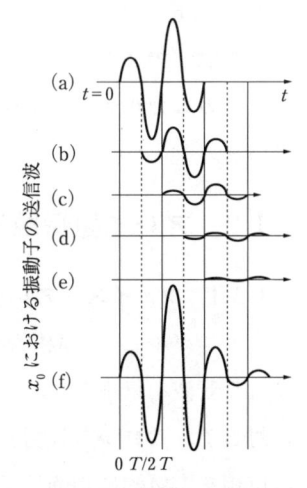

図 4.4　パルス波の整合層内多重反射の様子

の送信波の負の波形（振幅）と同相で加算される．1往復した波は，整合層の境界でさらに2回反射され2往復目になるので，この波は正の振幅に同相で加算される．このようにして多重反射を加算すると図4.4(f)のような送信波になる．

このように音波が整合層を往復するたびに極性が反転し，発生した多重反射波を半周期ずつずらして加えると振動子側から整合層に入射される音波の振幅は増大し，時間が十分経過した定常状態では $A(1+|\alpha|)$ となる．すなわち，$\lambda_m/4$ 整合層の反射を利用して音波を増大させることができる．

ところで，図4.1に示した凹面振動子は，現在では，おもに7.5〜10MHz以上の高周波用の探触子に限られて用いられることが多くなってきた．この理由は，次節に説明するアレイ型の振動子が3.5〜10MHzの範囲で非常によく使用されるようになったことと，それでも10MHz以上の高周波では性能の良いアレイ振動子が製作しにくいことに起因している．

そこで，凹面高周波用振動子は，図4.5に示すように，振動子を機械的に振りながら超音波ビームを走査（scan）する探触子で使用されている．この探触子は**メカニカルセクタ型探触子**と呼ばれている．

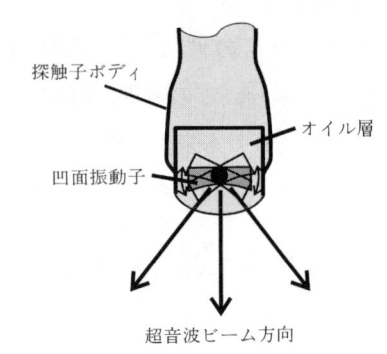

図4.5 メカニカルセクタ型探触子

4.2 アレイ型探触子

4.2.1 フェイズドアレイ型探触子

メカニカルセクタ型探触子では，振動子の物理的な形状，つまり凹面の形状により音波を集束させ，できる限り適切な超音波ビームを形成している．これに対して，これから説明するアレイ型振動子を用いた探触子は，超音波パルスの位相を電気的に制御して，超音波ビーム形成を行う装置で使用される探触子である．

4.2 アレイ型探触子

アレイ型探触子も用途に応じていろいろ開発されているが，ここではまず初めに，図 4.6 に示すフェイズドアレイ型探触子を紹介する。この探触子は，X 方向（**配列方向**または**アジマス**（azimuth）**方向**と呼ぶ）に非常に細長い振動子がたくさんくしの歯のように並んだ振動子群を有している。その拡大図を図 4.7 に示す。この探触子は，バッキング材の上に短冊状のアレイ振動子が並び，その上に第 1，第 2 整合層，さらに音響レンズの順に重なった構造からなる。**アレイ振動子**（**アレイ素子**とも呼ぶ）の厚さは，振動子の材料と周波数により異なる。例えば，振動子が 3 MHz の PZT では，振動子厚が $\lambda/2 = 0.5$ mm 程度となる。各アレイ振動子の並びのピッチ間隔は $0.15 \sim 0.35$ mm である。これら細かな振動子をそれぞれ少しずつ異なったタイミングで励振し，各振動子から放射された超音波の波面が焦点付近でそろうようにする。これにより，超音波ビームを X 方向に絞ることができる。これを**電子フォーカス**と呼ぶ。さらに，同様な送信波の位相制御により超音波ビームを X 方向に偏向したり，走査したりすることが可能となる。詳しくは次章で解説する。また，Z 方向（**エレベーション**（elevation）**方向**ともいう）には音響レンズにより超音波ビームを絞り，全体として細いビームを形成している。

アレイ振動子を振動子の配列方向（X 方向）に直線的に並べ，その長さがフェイズドアレイ振動子よりも長いものがリニアアレイ探触子である。このアレイ振動子の並びを曲線上にしたもの，つまりバッキング側とは反対の音響レ

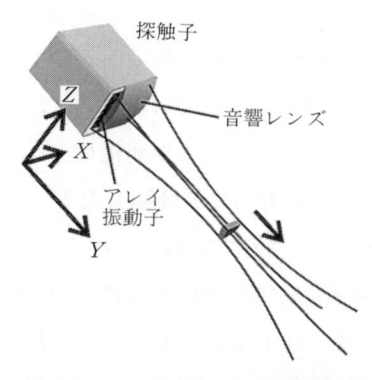

図 4.6　フェイズドアレイ型探触子　　　　図 4.7　アレイ振動子

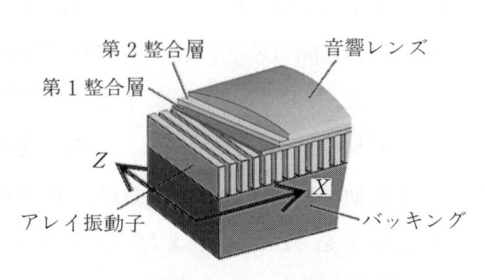

ンズ側に凸になるように並べたものを，**コンベックス型アレイ探触子**と呼ぶ。それら探触子の特徴と用途については，6章で詳しく述べる。

4.2.2　1.5Dアレイ振動子，2Dアレイ振動子

アレイ型探触子では，アレイ方向に音波の位相を電気的に制御することができる。これは送信波のみではなく，受信波にも同様に可能である。さらに，受信時には，この位相制御をエコーの受信中に逐次変化させることが可能である。つまり，受信開始近くでは近距離に焦点を結ぶように位相制御をしながら，受信時間の経過とともに焦点を遠方で結ぶようにダイナミックに変化することができる。これにより，受信ビームを近距離から遠距離まで広い範囲で細くすることが可能になる。これを，**ダイナミックフォーカス**（dynamic focus）と呼ぶ。

振動子のアレイ配列方向（アジマス方向）ではこのダイナミックフォーカスによる一様に細いビーム形成が可能であるが，エレベーション方向（Z方向）には音響レンズを用いてビームを絞っている。このために，ダイナミックに集束点を変化させることができず，焦点は固定である。したがって，近距離から遠距離にわたって一様な幅のビーム特性を保つためにフォーカスのかけ方を弱くし，つまりD定数（3章参照）を下げる必要がある。このため，このフェイズドアレイ型探触子はアレイ方向には細いが，エレベーション方向には比較的太いビーム幅をもつ。

このようなアレイ振動子は，X方向のみに振動子が分割されているので，一次元アレイまたは1Dアレイと呼ばれることがある。最近では，さらに，エレベーション方向（Z方向）にもアレイ振動子を分割することが可能になってきた。例えば，1Dアレイ振動子をエレベーション方向に3分割したとしよう。この振動子はエレベーション方向にも少し分割されていることから，1.5Dアレイ振動子と呼ばれる。さらに，アジマス方向と同じ程度までに細かく分割した振動子を2Dアレイまたはマトリックスアレイ振動子と呼ぶのに対して，その中間の分割である意味でそのように呼ばれている。

図 4.8 に，1D と 1.5D と 2D のそれぞれのアレイ振動子を，またそれらがつくる超音波ビームの様子を示す．1D アレイがエレベーション方向に音響レンズを用いてビームを絞っていることはすでに述べたが，1.5D ではこの音響レンズの効果に加えてエレベーション方向に分割された振動子の励振方法を変えてビームを細くすることが可能である．例えば，近距離では中央の振動子のみで送受信を行う．このときエレベーション方向の開口（振動子幅）は小さくなるので，3.2 節後半で述べたようにビーム幅を小さくすることが可能である．遠距離ではすべての振動子を用いて開口幅を大きくし，遠くで細いビームが得られるようにする．このように，1.5D では 1D に比べて近距離から遠距離にかけて細いビームを形成することが可能である．2D アレイでは分割がさらに細かくされているために，より細かく開口の調整が可能である．同時に各振動子での送受信波の位相制御が可能であるので，一様なビーム特性が得られる．したがって，音響レンズは不用となる．さらに，2D アレイ振動子では細かな各振動子ごとに超音波の送受信が可能であり，アジマス，エレベーションに限らず任意の方向に超音波ビームを偏向，走査させることが可能であることから，三次元エコーデータの収集に威力を発揮する．詳しくは 8 章を参照．

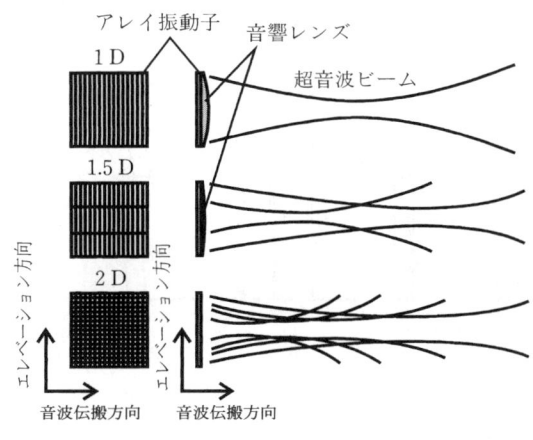

図 4.9 は 1D アレイの振動子が振動する様子を示すための図であり，1 素子の X 方向の断面図が示されている．図(a)は素子幅 w が振動子の厚さ t に対して十分に広い場合を，反対に図(c)は素子幅 w が小さい場合を想定している．図(a)のように素子幅が広い場合には，このアレイ振動子は単純な厚み振

36　　4. 探　触　子

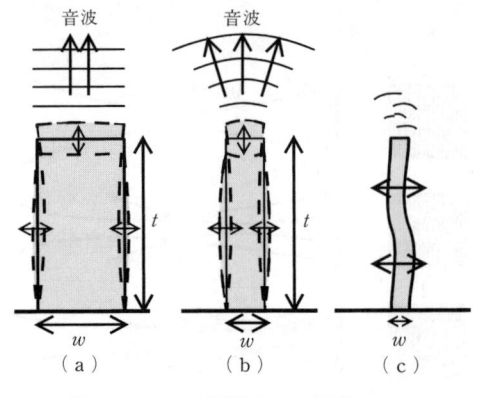

図4.9 アレイ振動素子の振動モード

動をする。このとき，電気エネルギーが効率良く振動エネルギーに変換され，目的とする周波数の超音波が強いエネルギーとして振動子から放出される。それに対して，図(c)では素子があまりに細く，複雑な振動モードが生じるために，電気エネルギーがさまざまな振動モードに分散され，目的とする超音波は弱いパワーとしてしか放出されないことになる。

　ところで，アレイ振動子では音波の位相制御により広い範囲で超音波ビームを走査させる必要があるために，できる限り広い方向に均等に音波を放出させる特性（これを**点音源性**という）が要求される。この詳しい説明は次章で述べる。この点から考えて，アレイ振動子1素子の形状は図4.9(a)より図(b)の形のほうがより広範囲に音波を放出でき，よい形であることがわかる。つまり，音の放出面を小さくするために，素子幅を小さくする必要がある。ただし，あまり小さすぎると前述のように厚み振動が不安定になる。そこで，アレイ素子の幅と厚さの比（w/t 比）は，例えば1Dアレイの場合，経験的に0.6程度に設計することが多い。2Dアレイに至っては，エレベーション方向にも同様に細かくカットされているために，振動子の振動モード解析はさらに複雑となる。実際には，このように細い柱のような振動子のすべてが倒れずに設置されるために，各振動子間に目づめ材を挿入する。このためさらに振動モードは複雑となり，研究課題が多いのが現状である。

4.3　電気的特性

　振動子は圧電素子であるために，電気的な振る舞いと機械的な振る舞いがたがいに密接に関係している。このため，電気的な等価回路を設定する場合にも，目的に応じてどの程度の等価回路を必要とするかにより，その等価回路も

使い分ける必要がある。その代表的なものにメイソンの等価回路があるが，これは少し複雑であるので，ここでは最も単純な超音波振動子の電気的等価回路を**図 4.10**に示し，超音波パルス送信時の動作を簡単に説明する。

パルス送信回路の単純なモデルでは，まず送信回路内のコンデンサ S に電荷を蓄える。そして，

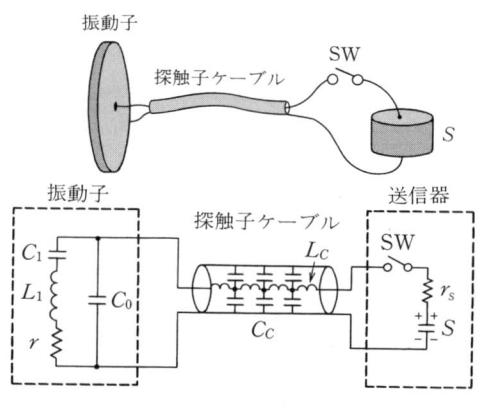

図 4.10 振動子の等価回路

送信のタイミングでスイッチ SW を閉じる。すると，S に蓄えられていた電荷が探触子ケーブルを伝わって振動子内のコンデンサ C_0 に移動する。そして，スイッチ SW がオープンとなると，C_0 に移動した電荷がコンデンサ C_1 とコイル L_1 の共振系に移動する。このとき，コイルとコンデンサとの間で電荷のやり取りが生じ，電気的な振動が振動子両端の電極で観察される。そして，その間に行き来する電流が，抵抗 r で音響エネルギーに変換される。これが最も簡単な超音波パルス送信の動作原理である。

ところで，探触子は患者に直接当てることから，装置から離れた位置でしかも軽く操作できるようにする必要がある。このため，探触子ケーブルは軽くて細く，そして長くすることが要求される。同じ材質や構造で，ただし同径方向に縮小して細いケーブルを製作すると，図 4.10 に示すケーブルの容量（capacitance）やインダクタンス（inductance）が大きくなる。またケーブルを長くするとこれらの C_c や L_c が大きくなる。

もしこのように C_c や L_c が大きくなると，S に蓄えられていた電荷が探触子ケーブルを伝わって振動子内のコンデンサ C_0 に移動する際に，多くの電荷が L_c に邪魔され，C_c に捕らえられてしまう。つまり，ケーブルでのエネルギー損失が大きくなる。

エネルギーの損失は，C_0 と C_c の比で大雑把に見当をつけることができる。

そこで，C_c が多少大きくともそれに比較して十分に C_0 が大きければ，ケーブルでの損失は問題にならない。事実，メカニカルスキャン探触子で使用される凹面振動子は，アレイ型の振動子に比べて C_0 が十分に大きいのでこの問題がない。それに対して，1Dアレイ振動子では各素子が小さな細長い振動子であり，C_0 が小さいために問題となる。2Dアレイ振動子に至ってはこれがきわめて小さいため，上記のケーブルでの損失は大問題となる。

エコー信号を受信する場合には，この損失の問題がさらに大きくなる。図 **4.11** に，振動子をケーブルを介してプリアンプに接続した状態の模式図を示す。振動子がエコーを受波すると起電力を生じる。この電圧を E_S とし，振動子の信号源インピーダンスを Z_0 とする。ケーブルを介してプリアンプの入力端に現れる電圧を V とすると，次式となる。

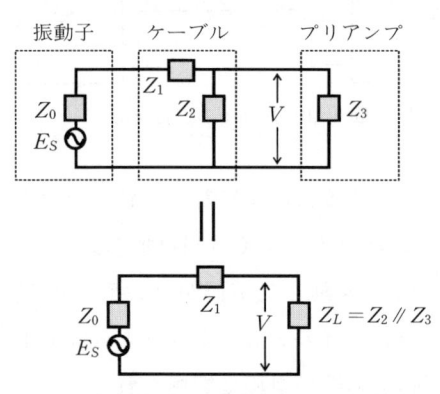

図 4.11 振動子とプリアンプの接続

$$V = \frac{Z_L}{Z_0 + Z_1 + Z_L} E_S \tag{4.11}$$

ただし，$Z_L = Z_2 /\!/ Z_3 = Z_2 Z_3 / (Z_2 + Z_3)$ 演算子「$/\!/$」は並列接続を表す。

一般に，1Dアレイは Z_0 が数百Ω程度であり，数MHz周波数帯では $Z_0 \cong Z_1 \cong Z_L$ と近似できるので，プリアンプでの電圧 V は $E_S/3$ となる。つまり，ケーブルを介して10 dB程度の減衰を受けることになる。これに対して，2Dアレイ振動子の信号源インピーダンスは，1Dの場合の数十倍となる。この理由は，図 **4.12** に示すように2Dアレイの各素子のもつ信号源インピーダンスを Z_e とすると，1Dアレイは2Dアレイの素子群の1列または1行分の素子を並列接続したことと等価になる。このとき，信号源インピーダンスは接続された個数分の1になるので，$Z_0 = Z_e/n$ となる。ただし，並列接続された個数を n とする。逆にいえば，$Z_e = nZ_0$ となり，2Dアレイ素子のインピーダン

(a) 回 路 図　　　　　　　　（b）模 式 図

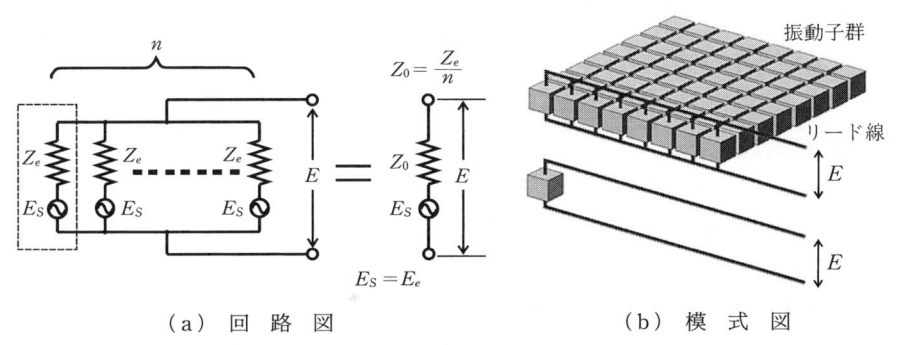

図 4.12　2Dアレイの並列接続と1Dアレイ

スはかなり大きな値となる。つまり，$Z_e \gg Z_1 \cong Z_L$ となる。ただし，2Dの素子の信号電圧 E_e は E_S と等しい。2Dアレイ素子一つに同じケーブルを接続して，プリアンプの入力電圧 V を考える。

$$Z_e = 30Z_0 \cong 30Z_L$$

$$V = \frac{Z_L}{Z_e + Z_1 + Z_L} = \frac{Z_L}{30Z_L + Z_L + Z_L} E_S = \frac{E_S}{32} \tag{4.12}$$

となり約 30 dB も減衰することになり，もはやこのケーブルでの損失を無視することはできなくなる。

この対策として，容量の小さなケーブルの開発や振動子の C_0 を大きくする研究などが現在も続けられている。

問　　題

〔1〕振動子の役割は何か。
〔2〕整合層のはたらきは何か。
〔3〕メカニカルスキャン探触子ではケーブルの影響がそれほど問題にならないのに，なぜアレイ振動子を用いた探触子ではそれが大きな問題となるのか。

5 超音波ビームの形成

　現在のほとんどの超音波診断装置は，できる限り細い超音波ビームを形成し，そのビームを走査することにより，生体内からエコー情報を得ている。この章では，おもにアレイ振動子を用いて，いかに超音波放射パルスの位相を制御し，任意の方向に細いビームを形成するか，その原理を理解しよう。

5.1　音源モデル

　アレイ振動子を用いた超音波ビーム形成法（これを**ビームフォーミング**：beam forming と呼ぶ）の説明にあたり，まず一次元（1 D）アレイ振動子について簡単なモデルを立てることにする。

　一次元アレイ振動子は，細長い振動子がくしの歯のように並んだ構造をしている。これらおのおのの振動子の幅は，図 5.1 に示すように X 方向にきわめて短く，それに対して Z 方向に極端に細長い振動子である[†]。このため，この

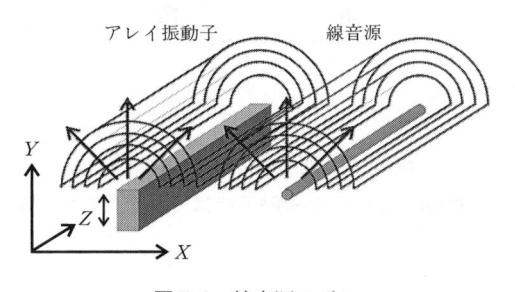

図 5.1　線音源モデル

[†] 振動子の分野では，振動子面の方向を x 軸と y 軸にとり，超音波の放射方向を z 軸にとるのが一般的であるが，ここでは断層画像の説明で多用される軸方向を用いる。

5.1 音源モデル　41

　一つの振動子がつくる指向特性は，X 方向に非常に幅広いビームとなり，X 方向に対して近似的に無指向性と考えてよい場合が多い。つまりアレイ振動子を線音源モデルで考えることができる。

　さらに，**図 5.2** に示すように，X 方向に $2N+1$ 本の線音源が平行に配置されている。このとき，Y 軸から角度 θ 開き，かつ無限遠方で超音波を受信する線状のハイドロホンを置いたモデルを考える。すると，X-Y の二次元面上でこの指向性を議論することができるので，以後はアレイ振動子群を二次元面上での点音源群とし，そしてハイドロホンを無指向性である点状のハイドロホンと仮定する。

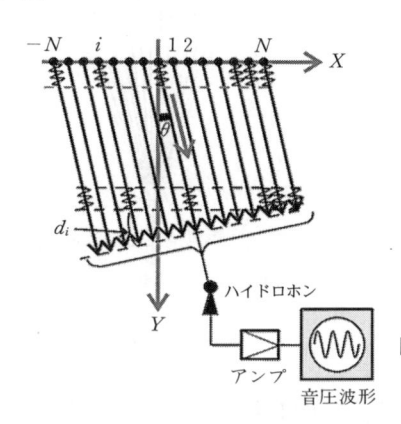

図 5.2　アレイ振動子の線音源モデル

　ところでこのモデルでは，X 軸上の各点音源からハイドロホンまでの各線分（これを音線と呼ぶ）は平行であると仮定できる。しかし，振動子とハイドロホン間の距離は各音線ごとに少しずつ異なる。例えば，図 5.2 の N 番目の振動子から放射された超音波がハイドロホンに到達した時刻に，i 番目の振動子を出た超音波の波面はハイドロホンから距離 d_i 手前にあることになる。

　一方，アレイ振動子が超音波を受信するときには送信時の逆の経路をたどることから，受信時の指向特性は送信時のそれとまったく等しくなる。ただしここでは，音響伝搬媒質中の音速の非線形特性はないものと仮定している。**図 5.3** に示すように，十分遠方にある振動子から超音波が送信され，この超音波が Y 軸より θ 角度傾いた方向からアレイの各素子（ここでは**受信振動素子**，

単に**素子**ともいう）に到達している場合を考える．この図でも先ほどと同様に，N 番目と i 番目の振動子に到達する超音波は，その伝搬距離が距離 d_i 異なるために，同時刻で両者の受信信号を観測するとそれぞれの振動子に到達する波の位相（時間）が異なる．つまり，超音波の入射角 θ が 0 のときは各素子で同時刻に観測される受信信号の位相がすべて等しいが，それ以外の方向では位相が少しずつずれる．これがアレイ素子群全体の指向性を形成する．

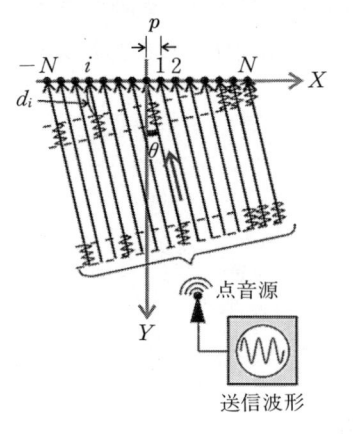

図 5.3　受信モデル（1）　　　　　図 5.4　受信モデル（2）

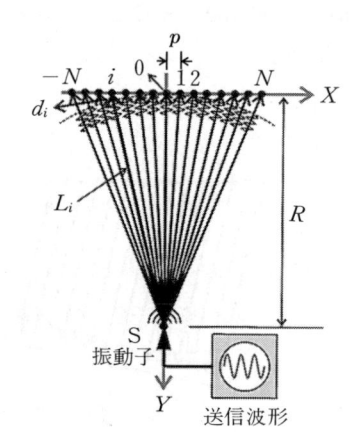

つぎに，点音源が Y 軸上にあり，アレイ素子から有限の距離離れた位置にある場合について，**図 5.4** を用いて考える．この音源から放射された超音波の波面は，点音源を中心に放射状に広がっていく．したがって，Y 軸上を伝搬した超音波がまず初めに X 軸にある 0 番目の素子に到達し，その時点では超音波の波面が点音源を中心とした半径 R の円周上に並ぶことになる．このため，Y 軸上を伝搬した超音波が初めに到達した時刻から i 番目の振動子に音が届くまでには，時間の遅れが生じる．

5.2　整　相　加　算

ビームフォーミングの最も基本となる方法が，**整相加算**である．いま，図

5.2 整相加算

5.5の音源Sを $t=0$ 時刻に放射された連続波がSから距離 R 離れた位置にある0番目の振動子に，つまり X-Y 座標上の原点に到達するまでの時間を τ_0 とする。このとき，この素子で観測される音波の波形は次式で表される。

$$e(t) = Ae^{j2\pi f_0(t-\tau_0)} = A\exp\left[j2\pi f_0(t-\tau_0)\right] \tag{5.1}$$

ただし，A は音波の振幅，$\tau_0 = R/c$，c は音速を表す。f_0 を音源の周波数とする。

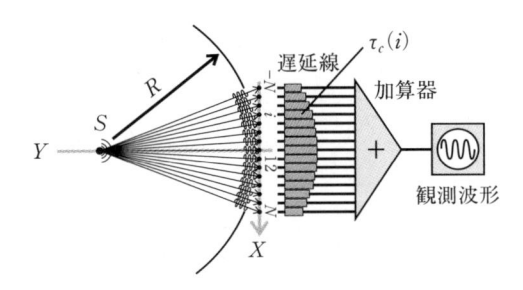

図 5.5 整相加算方式のブロック図

ところで，Sから i 番目の素子までの距離 L_i は幾何学的に $L_i = \sqrt{R^2 + (p \cdot i)^2}$ と求まる。L_i と0番目の素子までの距離 R との差 d_i は

$$d_i = L_i - R = \sqrt{R^2 + (p \cdot i)^2} - R \tag{5.2}$$

となる。
また，i 番目の素子で観測される波形を $e_i(t)$ と表すと

$$e_i(t) = e\left(t - \frac{d_i}{c}\right) = A\exp\left[j2\pi f_0\left(t - \tau_0 - \frac{d_i}{c}\right)\right] \tag{5.3}$$

となる。これに式(5.2)と $\tau_0 = R/c$ を代入すると

$$e_i(t) = A\exp\left[j2\pi f_0\left(t - \frac{\sqrt{R^2 + (p \cdot i)^2}}{c}\right)\right]$$

通常の装置では $p \cdot i \ll R$ であるので，平方根を近似式で展開して

$$e_i(t) \cong A\exp\left[j2\pi f_0\left(t - \tau_0 - \frac{(p \cdot i)^2}{2cR}\right)\right] \tag{5.4}$$

と近似できる。

ここで図5.5に示すように，各素子で受信したエコー信号を $\tau_c(i)$ ずつ遅延線を用いて遅延させて，各素子からのすべての受信信号の位相がそろうように

調整し,その後それらを加算する.これを**整相加算**と呼ぶ.ただし,この遅延量は

$$\tau_c(i) \equiv \frac{(p \cdot N)^2}{2cR} - \frac{(p \cdot i)^2}{2cR} \tag{5.5}$$

である.加算後の信号を $s(t)$ と表すと

$$s(t) = \sum_{i=-N}^{N} e_i(t - \tau_c(i))$$

式(5.4)から

$$S(t) = \sum_{i=-N}^{N} A\exp\left[j2\pi f_0 \left\{t - \tau_c(i) - \tau_0 - \frac{(p \cdot i)^2}{2cR}\right\}\right]$$

式(5.5)より

$$S(t) = \sum_{i=-N}^{N} A\exp\left[j2\pi f_0 \left\{t - \tau_0 - \frac{(p \cdot N)^2}{2cR}\right\}\right]$$

$$= (2N+1) A\exp\left[j2\pi f_0 \left\{t - \tau_0 - \frac{(p \cdot N)^2}{2cR}\right\}\right]$$

なお,$\tau_0 \gg (p \cdot N)^2 / 2cR$ であるから,式(5.1)より

$$s(t) \cong (2N+1) \cdot e_i(t) \tag{5.6}$$

つまり,フォーカス点から放射された音波が($2N+1$)個の振動子で受信されて整相加算されるとき,その加算出力は振動子数倍(上記の例では$2N+1$倍)されることを意味する.

ところが,もし音源Sが R の幾何学的焦点位置から少しはずれた位置にある場合には,その音源から放射された超音波をアレイ素子で受信し,上記の遅延量により位相を移動しても,すべての波の位相が同時に一致することはない.このため,出力信号は$2N+1$倍にはならない.この仕組みにより,点Sの情報を他の位置の情報より強く,つまり選択的に得ることが可能となる.これが整相加算による指向性形成の原理である.

このアレイ振動子のつくる指向性についてもう少し詳しく考察してみよう.いま,**図5.6**の0番目のアレイ素子で観測される波形を $A\exp(j2\pi f_0 t)$ とすると,i 番目の素子では

$$e_i(t) = A\exp\{j2\pi f_0(t - d_i/c)\}$$

5.2 整相加算

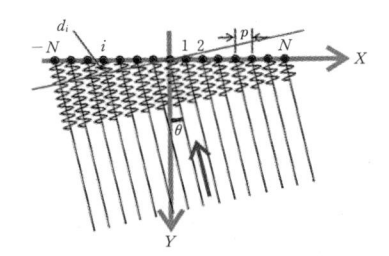

図5.6 受信モデル(3)

ただし
$$d_i = (p \cdot i) \sin \theta \qquad -N \leq i \leq N \tag{5.7}$$

これらの信号をすべて同時刻で加算して得られるエコー信号を $s_\theta(t)$ と表すと

$$s_\theta(t) = \sum_{i=-N}^{N} e_i(t) = \sum_{i=-N}^{N} A \exp\left[j2\pi f_0\left(t - \frac{p \cdot i}{c}\sin\theta\right)\right] \tag{5.8}$$

と表せる。この級数を計算すると，次式のようになる。

$$s_\theta(t) = A e^{j\omega_0 t} \frac{\sin\left\{\dfrac{(2N+1)\,k \cdot p \sin\theta}{2}\right\}}{\sin\left(\dfrac{k \cdot p \sin\theta}{2}\right)}$$

$$= A e^{j2\pi f_0 t} \frac{\sin\left\{\dfrac{(2N+1)\,k \cdot p \sin\theta}{2}\right\}}{\sin\left(\dfrac{k \cdot p \sin\theta}{2}\right)} \tag{5.9}$$

ただし，$k = 2\pi f_0 / c$ である。したがって，この信号の絶対値は

$$|s_\theta(t)| = A \left| \frac{\sin\left\{\dfrac{(2N+1)\,k \cdot p \sin\theta}{2}\right\}}{\sin\left(\dfrac{k \cdot p \sin\theta}{2}\right)} \right| \tag{5.10}$$

また，$\theta = 0$ の方向では $s_0(t) = (2N+1)\,A \exp[j2\pi f_0 t]$ となり，この絶対値は $|s_0(t)| = (2N+1)A$ である。

指向性 R_θ は $|s_\theta(t)|$ と $|s_0(t)|$ との比で定義されるので

$$R_\theta = \left|\frac{s_\theta(t)}{s_0(t)}\right|$$

$$= \left|\frac{\sin\left\{\dfrac{(2N+1)\,k \cdot p \sin\theta}{2}\right\}}{(2N+1)\sin\left(\dfrac{k \cdot p \sin\theta}{2}\right)}\right| \tag{5.11}$$

と表される。

5.3 アレイ振動子の指向性

式(5.11)の具体的な特性を，**図5.7**にプロットしてみよう．ただし，素子間ピッチpは0.5 mm，素子数は21（$N=10$），周波数は4 MHzとする．この構成では $\theta=0$ の方向に強いピークが見られ，この方向からの音波を強く受信する指向性があることがわかる．これを**主極**または**メインローブ**と呼び，この方向をレーダ用語では**ルックディレクション**（look direction）と呼ぶ．しかし，この条件では50度付近にもこのメインローブと同じ勢力をもつ，第2主極と呼ばれるピークが生じている．この方向からの超音波は主極の方向と同じ感度で受信される．このため，この構成のアレイ振動子では，エコーが受信された場合にこれがルックディレクションからのものか，第2主極方向からのものか，どちらか識別できないことになる．それでは，この第2主極の問題をどのように解決したらよいであろうか．

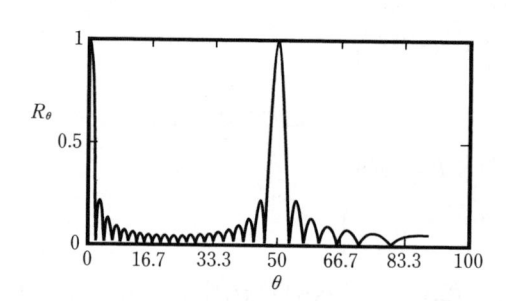

図5.7 式（5.11）の特性

図5.8から容易に理解できるように，第2主極の生じる角度を θ_S と表すと，この角度から来た音波の位相はすべての素子上で同一である．これは，つぎの条件のときに生じる．

$$p \cdot \sin \theta_S = m \cdot \lambda \qquad m = 1, 2, \cdots \qquad (5.12)$$

ちなみに，同図は $m=1$ の場合を表している．

したがって，第2主極角 θ_S は

図5.8 第2主極角での様子

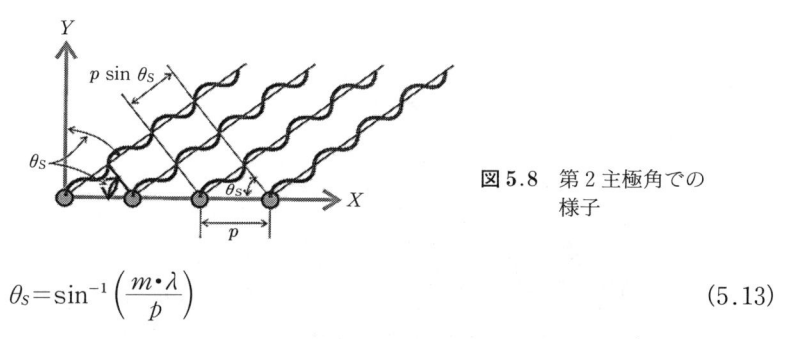

$$\theta_S = \sin^{-1}\left(\frac{m \cdot \lambda}{p}\right) \quad (5.13)$$

となる．ルックディレクションを振動子面に直角な方向にとると，第2主極の方向は振動子面に平行となり，音波の送受信有効面積は0となる．したがって，超音波ビームを振動子面に直角に形成するリニアアレイ振動子やコンベックス振動子では，式(5.13)において $\theta_S = 90°$ となるようにアレイのピッチを設計すればよい．

ところが，電子セクタ走査（6章で詳しく説明する）に用いる1Dまたは2Dアレイ振動子では，実はもう少し厳しい条件が必要となる．例えば，上記の条件でアレイ振動子のピッチを決定したとしてもルックディレクションを左に45度傾けた方向にして，つまり主極角を左45度にすると，第2主極の方向は右45度になる．この状態では左45度の方向を観察しているにもかかわらず，もし右45度に強い反射体が存在すると強いエコーが観察されてしまうことになる．このように，メインビームを広い角度で走査する電子セクタ走査などでは，第1主極と第2主極とのなす角度を90度とするのでは必ずしも十分ではない．

主ビームが Y 軸から θ_m 傾いている場合を考えよう．このとき，各振動子から放射された球面波の波面は X 軸から θ_m 傾いた直線を共通の接線とする．したがって，このとき，**図5.9**より，第3番目の振動子（第0番目の振動子を座標の原点としている）の球面波の半径は $3p\sin\theta_m$ となる．このとき，サイドローブ波の波面は各振動子から放射されるた波の位相がそろう面である．第0番目の振動子から3発目の波が放射された時点では，第4番目振動子の第1波が $3p\sin\theta_m$ 分の距離を伝搬した時点と同じである．つまり，各振動子から

5. 超音波ビームの形成

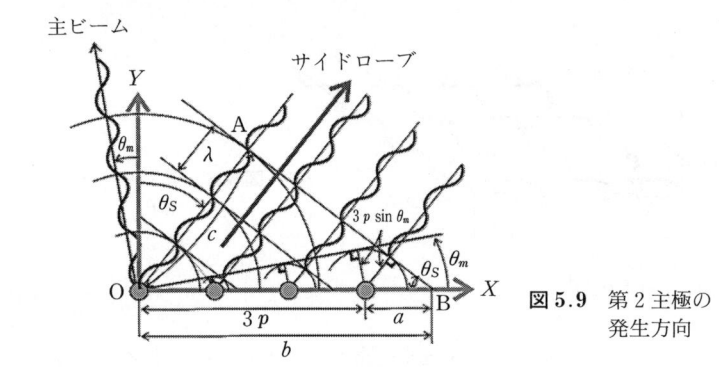

図5.9 第2主極の発生方向

放射された球面波のサイドローブ方向に伝搬する波面は,線分 AB を含む直線で一致する。点 B で角 θ_S を含みかつ1辺が a の小三角形に着目すると

$$a \sin \theta_S = 3p \sin \theta_m \tag{5.14}$$

一方,図5.9の三角形 AOB に着目して,相似形の性質から

$$\frac{3p+a}{a} = \frac{3\lambda}{3p \sin \theta_m} \tag{5.15}$$

の関係が容易に導ける。

式(5.14)と式(5.15)との連立方程式を p について解き,次式を得る。

$$p = \frac{\lambda}{\sin \theta_S + \sin \theta_m} \tag{5.16}$$

サイドローブ角 θ_S が90度のときは振動子からはサイドローブが検出できないので,式(5.16)に $\sin \theta_S = 1$ を代入する。また,主ビームが正負のいかんにかかわらず,サイドローブは Y 軸を挟んで主ビームの方向とは反対側の位置に現れるので $\sin \theta_m$ は絶対値をとることにする。したがって,サイドローブを生じないようにするためには,ピッチ p が次式の条件を満たす必要がある。

$$p \leqq \frac{\lambda}{1+|\sin \theta_m|} \tag{5.17}$$

実例で考えてみよう。音速を 1 500 m/s とすると 3 MHz の超音波では波長 λ は生体中で 0.5 mm である。ルックディレクションを45度とすると,$\theta_m = \pi/4$ と $\lambda = 0.5$ を式(5.17)に代入して p を求める。この条件では,振動子のピッチは 0.3 mm 以下である必要がある。同様にして,7 MHz の超音波では

ピッチを約 0.1 mm にする必要がある．これらを実現するためには，前章の振動子の構造で述べたように，硬い 1 枚のセラミックの振動子板を上記のピッチでカットして製作する必要がある．現在，0.3 mm ピッチのアレイ振動子は実現しているが，0.1 mm ピッチは非常に高度な技術が要求され，製品として安定して供給することは非常に困難である．このために，セラミックをカットして製作するセクタアレイ振動子では，7 MHz 程度が現在のところ製品としての上限である．

　このアレイ振動子の素子幅を狭くしピッチ間隔を縮めることには，製造上の問題以外にもつぎに述べる問題が生じる．3 章で述べたように，超音波を集束させ，また受信ビームを遠方でできる限り細くするには，振動子の開口幅を大きくとる必要がある．これは，3 章の式(3.30)の関係から焦点近傍でのビーム幅が振動子開口幅に反比例するためである．このため，同じ焦点距離で同じビーム幅を維持しながら，なおかつ，素子間ピッチによる第 2 主極の問題を解決するには，1 素子の幅を狭くして，その狭くなった割合で振動子の素子数を増やし，全体で同じ開口幅を確保する必要がある．しかし，この素子数の増加は装置のハードウェアに大きな負担を強いることになる．すなわち，各素子ごとに送信回路が必要であり，同様に受信側でも図 5.5 にあるように各素子ごとに受信回路と，受信波の位相をそろえるための遅延回路がそれぞれ必要になるからである．これはそのまま装置の規模と価格に大きな影響を与えることになり，これらを考慮して，素子幅を決める必要が生じてくる．

5.4　空間周波数の解析による指向性

前節で解説したアレイ振動子の指向性を，空間周波数の考え方を導入して考察してみよう．

　i 番目のアレイ振動子で観測される波形を，$e_i(t) = \cos 2\pi f_0 (t - d_i/c)$，ただし，$d_i = (p \cdot i) \sin \theta, -N \leq i \leq N$ と仮定，すなわち連続波を仮定する．前節では，この波形として複素数モデルを使用したが，ここでは視覚的に理解しや

すい実数モデルを用いる。さらに，上記の離散モデルを説明の都合から連続モデルとする。このため，$p \cdot i$ を連続変数 x に置き換え，振動子面上 x 方向の音圧分布関数を $g(x)$ とする。したがって

$$g(x) = w(x) \cdot \cos 2\pi f_0 \left(t - \frac{\sin \theta}{c} \cdot x \right) \tag{5.18}$$

ただし，$w(x)$ は重み関数（窓関数）であり，振動子面以外では音波を受信できないので，この関数を 0 とする，つまり

$$w(x) = \begin{cases} 1 \; ; \; -N \cdot p \leq x \leq N \cdot p \\ 0 \; ; \; \text{otherwise} \end{cases}$$

さらに，音波が θ 方向から飛来しているときの音圧分布関数であることを強調して，式(5.18)を $g_\theta(x)$ と表す。

$$g_\theta(x) = w(x) \cdot \cos (2\pi \xi_\theta x + 2\pi f_0 t) \tag{5.19}$$

と書き換える。ただし，ξ_θ は空間周波数で次式で表せる。

$$\xi_\theta = -\frac{\sin \theta}{c} f_0 \tag{5.20}$$

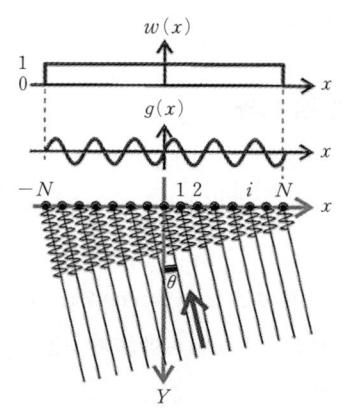

以上の式は，1枚の平板振動子のモデルと同じになる。連続超音波（正弦波モデル）が θ 方向から飛来しているときに，ある時刻 t で振動子面上に音の強度分布が生じる。このとき，この波形は空間的に（x 方向に）正弦波となることを示している。この様子を**図 5.10** に示す。ここで，この $w(x)$ と $g_\theta(x)$ をフーリエ変換し，それぞれの関数を $W(\xi)$ と $G_\theta(\xi)$ で表す。そして式

図 5.10 空間周波数モデル

(5.19)の両辺をフーリエ変換し，絶対値をとると，次式が得られる．

$$|G_\theta(\xi)| = \frac{1}{2}|W(\xi) \otimes \delta(\xi - \xi_\theta)| + \frac{1}{2}|W(\xi) \otimes \delta(\xi + \xi_\theta)| \tag{5.21}$$

ただし，$\delta(\ )$ はディラックのデルタ関数，演算子 $\otimes$ は畳込み演算（コンボリューション：convolution 演算）を表す．この $|G_\theta(\xi)|$ の様子を，**図 5.11** に示す．

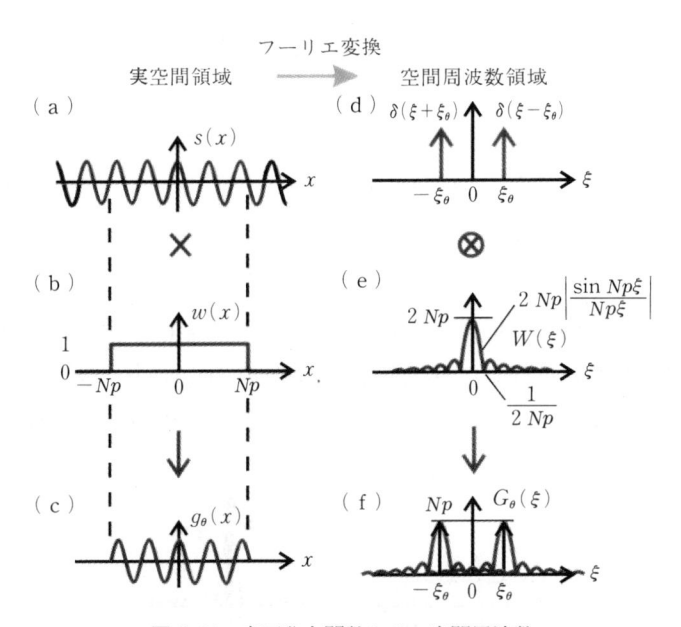

図 5.11 音圧分布関数とその空間周波数

ところで，前章で述べたように，振動子ではそこに加わる音圧波形に比例した電圧が生じるので，ここでは比例係数を 1 とし，つまり音圧波形は電圧波形と等しいとして議論を進める．前述のように，振動子面の電圧分布は，空間的に図 5.11 の (a) が示すような三角関数の強度分布となる．しかし，振動子の受信面が $\pm N \cdot p$ の範囲と限定されているために，その波形もその範囲内に限定される．

すなわち，振動子の電圧分布関数 $g_\theta(x)$（図の (c)）は，(a) の波形に振動

子の有効開口範囲に限定する重み関数 $w(x)$（図の(b)）を掛けた関数として表すことができる。この波形をフーリエ変換し空間周波数領域で見ると，(a)の波形は空間周波数 ξ_θ と $-\xi_\theta$ との位置にデルタ関数が立つ。実空間領域での乗算は，周波数領域での畳込み演算となることが数学的に証明されている。そこで，$g_\theta(x)$ の波形の空間周波数スペクトラムは，(f)に示すように，(d)と(e)のスペクトラムが畳込まれたものとして表される。つまり，重み関数の(e)のスペクトラムがその形を保ったまま ξ 軸を左右に $|\xi_\theta|$ 移動して重ねたものと同じになる。

さて，振動子からの出力電圧は，音圧分布関数 $g(x)$ の積分値に比例する。この積分値は，振動子上の電圧分布関数の 0 周波数の成分，つまり，直流成分の値に相当する。すなわち，空間周波数 $\xi=0$ のときのスペクトラム値が振動子の出力電圧値となる。この点を，**図5.12**を用いて，もう少し詳しく説明する。ただし，同図では正・負の両方の成分を同時に示すと図が見づらくなるので，理解しやすいように正の空間周波数成分のみで説明をする。

音波の飛来方向が $\theta=0$ のとき，$g_\theta(x)$ は図5.12の(a)の波形のように矩

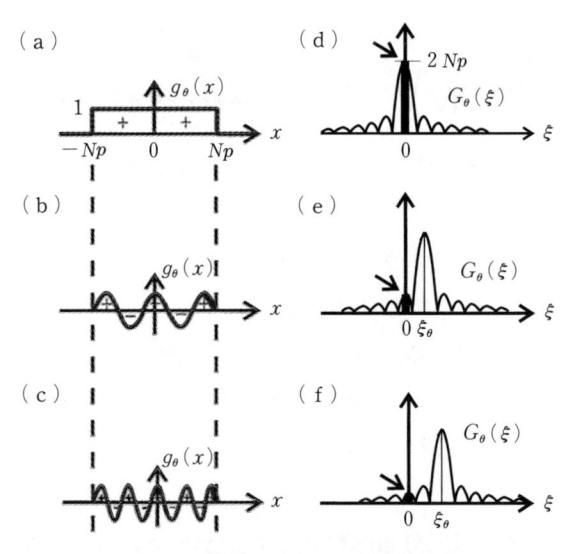

図5.12 空間周波数の 0 周波数成分

形となる。ただし，その振幅は時間とともに音波の振幅に比例して変化する。本例では，最大振幅時で ±1。いま，（a）が示す＋1のときを例に考えると，この関数の積分値は $2N\cdot p$ となる。これは，（a）の矩形波のスペクトラム（d）の0周波数成分値に一致する。

ところで，音波が飛来する方向 θ が変化すると，式（5.20）から ξ_θ が変化する。このとき，$G_\theta(\xi)$ は ξ 軸にそって平行に移動する。つまり，ξ_θ を左から右に移動したとすると，0周波数成分 $G_\theta(0)$ の値の変化は $W(\xi)$ のエンベロープをなぞることになる。つまり，θ の変化に対する振動子の出力値（$s(\theta)$ とする）は，$W(\xi)$ の形と相似形となる。ここでの重み関数（窓関数）$w(x)$ は矩形である。そこで，数学の公式集を見ればすぐにわかるように，フーリエ変換後の関数 $W(\xi)$ は sinc 関数となる。したがって

$$|W(\xi)|=2Np\left|\frac{\sin 2\pi\xi Np}{2\pi\xi Np}\right| \tag{5.22}$$

$W(\xi)$ の空間周波数 ξ を式（5.20）を用いて θ の関数に直す。また，上述のように，これは $s(\theta)$ と置き換えることができるので，式（5.22）は次式として表せる。

$$\begin{aligned}|S(\theta)|&=2Np\left|\frac{\sin\left(Np\frac{2\pi f_0 p}{c}\sin\theta\right)}{Np\frac{2\pi f_0 p}{c}\sin\theta}\right|\\&=2\left|\frac{\sin(Npk\sin\theta)}{k\sin\theta}\right|\\&=2Np\left|\frac{\sin(Npk\sin\theta)}{Npk\sin\theta}\right|\end{aligned} \tag{5.23}$$

ただし，$k=2\pi f_0/c$。したがって指向性は

$$R_\theta=\frac{|s(\theta)|}{|s(0)|}=\left|\frac{\sin(Npk\sin\theta)}{Npk\sin\theta}\right| \tag{5.24}$$

ただし，$k=2\pi f_0/c$ である。$Np=a$ とおくと

$$R_\theta=\left|\frac{\sin(ka\sin\theta)}{ka\sin\theta}\right|$$

となり，3章で導いた式（3.14）と一致する。

5. 超音波ビームの形成

すなわち，振動子面の位置に発生する音圧分布の関数を振動子の開口の範囲に制限する窓関数を $w(x)$ とすると，この関数をフーリエ変換した形 $W(\xi)$ は，振動子が音場に形成する指向性と相似形となることを示している。

ところで，アレイ振動子は当然，振動子の存在する位置のみでその電圧を観測する。つまり，上記窓関数 $w(x)$ は，さらに各アレイ振動子の位置でのみサンプルした離散関数となる。この様子を図 5.13 に示す。図の(a)は振動子面での連続の窓関数である。この波形をアレイ振動子のピッチ間隔でサンプルすることは，(b)に示す間隔が p であるデルタ関数の級数を掛けることと等価になる。このようにサンプルされた波形が，(c)に示す波形である。これらをフーリエ変換した空間周波数領域での各スペクトラムが，(d)から(f)に示されている。先ほどと同様に，(d)は sinc 関数である。図の(b)のデルタ関数のフーリエ変換は，(e)に示すように同じくデルタ関数となる。したがって，(d)と(e)の畳込み積分の結果は(f)のようになる。

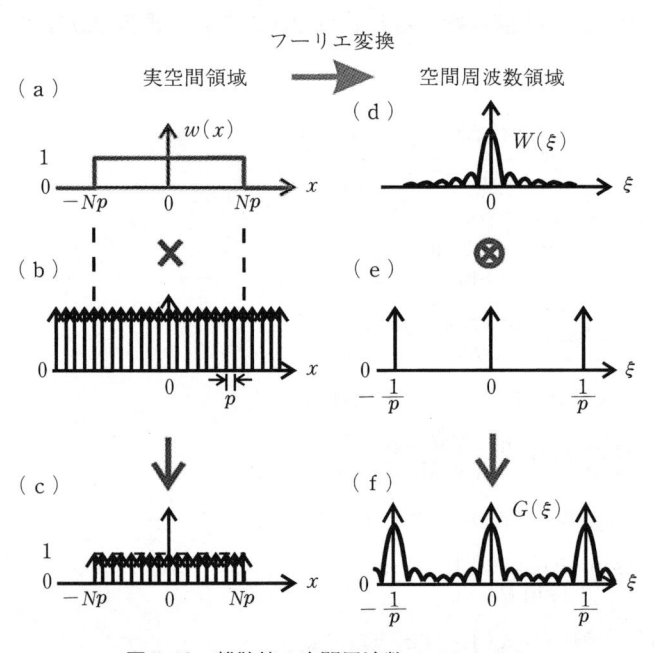

図 5.13　離散値の空間周波数スペクトラム

ここで注目すべき点は，連続モデルの場合，つまり(d)では主極となるスペクトラムの最大点が一つということである．ところが，離散値モデルの場合では，(e)のスペクトラムからわかるように，最大点のピークが複数存在することになる．これらは，5.3節で述べた第1主極や第2主極に相当するものである．この第2主極の位置は，$\xi = 1/p$ の空間角周波数である．式(5.20)を用いて θ 角度に変換すると

$$-\frac{\sin \theta_S}{c} f_0 = -\frac{1}{p}$$

となり，ゆえに

$$\theta_S = \sin^{-1}\left(\frac{\lambda}{p}\right)$$

となる．これは式(5.13)で $m = 1$ としたときと一致する．

5.5 パルス波による指向性

いままでは，飛来する超音波が連続波であると仮定して，アレイ振動子のなす指向性を議論してきた．しかし，実際の装置では，後で述べる連続波ドプラ法を除いて，ほとんどの場合でパルス波を使用する．そこで，この節では，パルス波による指向性を考えてみよう．

図5.14にパルス波の指向性の説明図を示す．図の(a)は超音波のパルス波形 $u(t)$ を，(b)はそのスペクトラム $U(f)$ をそれぞれ表すとする．このとき，このパルス波は f_1 から f_2 の周波数成分をもつと仮定する．

一般に，任意の時間波形はフーリエ級数展開され，その級数展開された各周波数成分にあたる周波数の連続波を重み付け加算したものと等しいことが知られている[†]．そこで，このパルス波がつくる指向性も，そのパルスが伝搬する系が線形系であるとの仮定が成り立つ範囲で，それらの周波数をもつ連続波の成す指向性をすべて合成したものに等しいことが知られている．

---

† 厳密には周期関数がディリクレの条件を満たすとき，周期関数はフーリエ級数に展開できる．

図 5.14 パルス波による指向性

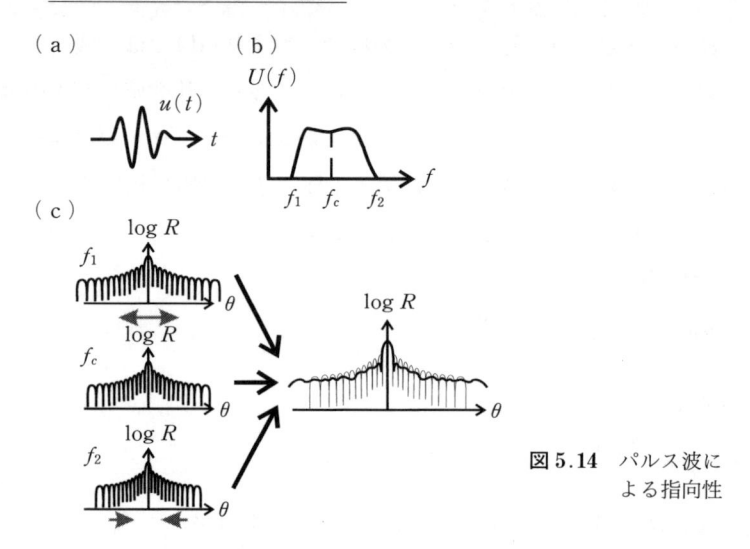

　図 5.14 の (c) の左に示された三つの指向性は，周波数がそれぞれ f_1, f_c, f_2 の連続波のときの指向性を表している。同図が示すように，周波数が高くなるにつれて指向性のヌル (null) の位置，つまり勢力が 0 となる位置が $\theta = 0$ のほうへ近づき，全体の特性が縮んだ形になる。これは，三つの周波数のヌルの位置がそれぞれ少しずつ異なるために，それらを合成した指向性には単一の連続波がつくる指向性のような細かな多数の山形は現れず，なだらかなサイドローブとなる。つまり，この図が示すようにパルス波のつくる指向性はそのサイドローブが平均化され，個々の連続波の場合より，低くなる傾向がある。しかし，これはサイドローブ方向から受信したパルス波の平均パワーを観測し，その値をプロットしたときの特性である。時間波形の振幅で議論する場合にはもう少し複雑である。

　パルス波は，有限の時間範囲に存在する。つまり，パルス波が **図 5.15** に示すように θ 方向から 1 回のみ飛来してきた場合には，パルス波による振動子上の音圧分布関数は，初めにパルスが N 番目の素子に到達してから $-N$ 番目の素子で受信し終わるまでの間の限られた時間でのみ観測される。この間に素子群で観測される音圧分布関数 $g(x)$ は，図に示されたようにパルス波のよう

5.5 パルス波による指向性　57

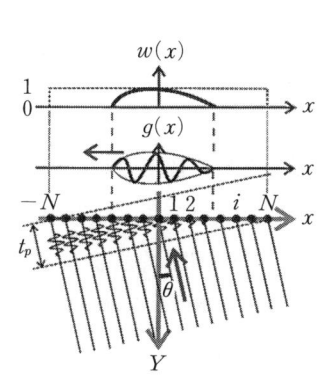

図 5.15 パルス波モデル

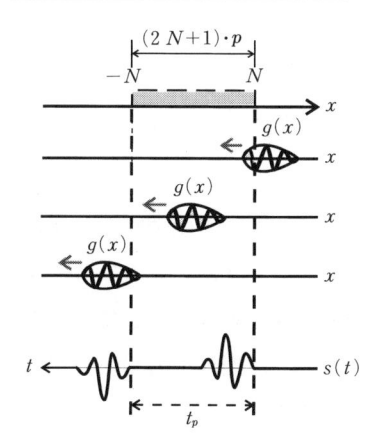

図 5.16 パルス波による整相加算器からの出力波形

な形となり，これが N 番目の素子から $-N$ 番目の素子のほうへ移動する。ところで，アレイ素子の出力，つまり整相加算後の出力信号 $s(t)$ はこの $g(x)$ の積分値であるので，**図 5.16** に示されるように，$g(x)$ が振動子群の中央付近にある間では，$g(x)$ の正負の電圧値が都合よく打ち消し合うために，結果として観測されない。しかし，これが振動子群の端，つまり N 番目や $-N$ 番目の素子の付近では，その正負の電圧値が完全には打ち消し合うことができずに，その結果として出力信号が生じてしまう。ここでも，連続波のところで議論した窓関数の両端における打切りの影響が出ていることがわかる。打切りにより生じた二つの出力波形の時間間隔 t_p は，つぎの関数で決まる。

$$t_p = \frac{(2N+1)p\sin\theta}{c} \tag{5.25}$$

この式からわかるように，$\theta=0$ の付近ではこの t_p が小さくなり，この二つの波形が重なり合う。したがって，θ が小さい方向，つまりルックディレクション付近では，サイドローブによる超音波の波形は一つのパルス波である。しかし，θ が大きくなるにつれて，そのパルスが二つに分かれ複雑な波形となる。

いずれにしても，重要な点は振動子群の両端（エッジ）で受信が打ち切られるために起こる点である。この打切りの不連続性による影響をできる限り減ら

す工夫が，つぎに紹介するアポダイゼイションである。

5.6 サイドローブの抑圧

いままでに，振動子の指向性は振動子開口面に生じる音圧分布に深い関係があることを述べてきた。ここでは，サイドローブについてさらに考察し，アレイ振動子の指向性の改善として，このサイドローブの抑圧法を考えてみよう。

前節において，振動子の音圧分布関数のフーリエ変換後の関数が，指向性の形に一致することを述べた。そして重み関数（**窓関数**ともいう）の両端の打切りによる影響が強く関係することもわかった（図 5.11 を参照）。そこで，その打切りの影響をできるだけ抑える方法が考え出されている。例えば，**図 5.17**に示すように，窓関数の両側の値がゆるやかに小さくなるような関数が実現できるならば，電圧分布関数の打切りの影響を減らすことができ，サイドローブの勢力を抑えることが可能である。

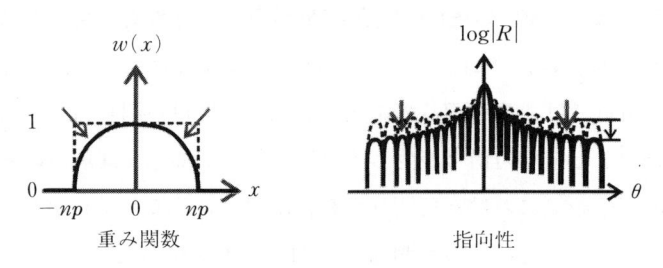

図 5.17 サイドローブの抑圧

前節で，電圧分布関数の空間周波数スペクトラムが指向性と相似形であることを知った。打切り関数，つまり矩形の窓関数は，その両側での角が高い空間周波成分をもつことが知られている。つまり，この両端がもつ高い空間周波成分によるスペクトルが，そのまま指向性のサイドローブ特性を表しているのである。そこで，その両側の角を丸くし，そこでの高周波成分を抑えることにより，指向性の改善を行うことができる。

この方法は，各素子で受信したエコー信号を均等に加算するのではなく，ア

レイ振動子の両端に位置するエコー信号を減衰させ，結果として図5.17のような重み関数を掛けたのと同じ効果をもたらす方法であり，**アポダイゼイション**（apodization）と呼ばれている。

　いま，受信時の信号についてのアポダイゼイションを述べたが，送信時にこの重み関数に合った送信電圧で各振動子を励振すると，受信ビームと同様にサイドローブの小さい送信ビーム特性が形成される。これを送信時のアポダイゼイションと呼ぶことにする。

　このサイドローブ抑圧法を別の面から説明する。これまでに述べてきたように，振動子からの出力電圧は振動子面上に生じた電圧分布関数の積分値であり，アレイ振動子ではすべての素子からの受信電圧を整相加算した値である。図5.12に示したように，ルックディレクション以外から来た音波により生じる振動子面上での電圧分布関数（図5.12(b),(c)）は，その飛来方向に関係した空間周波数を有する関数となる。このとき，これらの関数の積分値は，窓関数の両端近傍で打切りされた関数の積分値が大きく影響する。つまり，振動子の中央付近では電圧の正負が打ち消し合うので，その積分値は0であるが，その両端では必ずしも電圧の正負がちょうど釣り合うとは限らない。もし釣り合わない場合には，結果として振動子全面での積分値，つまり出力電圧は有限の値となる。これがサイドローブによる不要な出力電圧である。そこで，この振動子両端の影響を少なくするために，窓関数をその両端を押しつぶし，サイドローブの勢力を抑える方法が，アポダイゼイションであると考えることができる。この目的でいろいろな形の窓関数が提案され，それらのフーリエ変換後の関数が細かく調べられている。

　これら窓関数の工夫により，サイドローブはかなり抑えることが可能であるが，その影響として，メインビームの幅，つまり太さが増す傾向がある。また，せっかく受信したエコー信号の一部ではあるが，減衰させるために，感度が低下する問題がある。したがって，これらのトレイドオフをよく考え，目的に応じて窓関数の形を決定する必要がある。

5.7 2Dアレイ振動子を用いたビームの形成

前節までは，1Dアレイ振動子を用いたビーム形成法とその性質について述べた。この節では，2Dアレイ振動子を用いたビーム形成について述べる。2Dアレイでも，ビーム形成の原理やその基本的な性質は1Dアレイのときとなんら異なることはない。唯一の相違点は，振動子の分割が一次元から二次元へと拡大した点であり（4章参照），ビームの形成の方向を1Dアレイのθ方向とその直角のエレベーション方向（ϕ方向）にも設定することが可能となる。この特性を利用して，8章で述べる三次元エコーデータ収集を高速に行う有力な手法が実現できる点で，最近非常に注目されている探触子である。この探触子は，図5.18に示すように，2Dアレイ振動子の各振動子と装置間とを結ぶケーブルおよび送受信回路との接続を行うコネクタからなる。

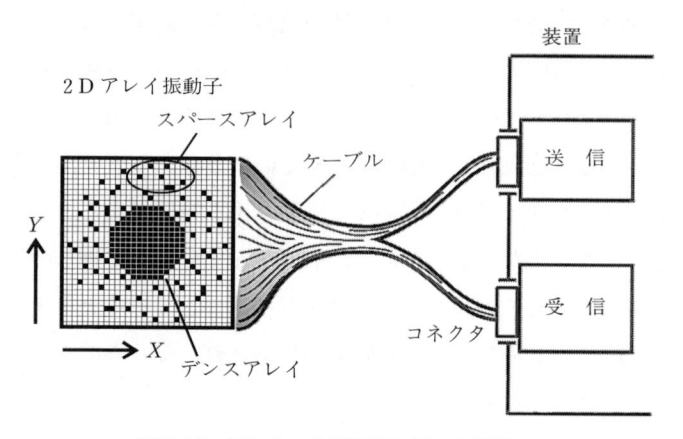

図5.18 2Dアレイ振動子を用いた探触子

本章3節で述べたように，サイドローブを抑えるにはアレイ振動子のピッチを小さくする必要がある。しかし，同時に細いビームを形成するには，振動子の開口がある程度の大きさを必要とする。この両者の条件を満たすには，XY方向に細かな振動子を多数配置する必要がある。例えば，超音波周波数を3.5MHzとし，心臓用の2Dアレイ探触子を設計してみよう。ビームの走査角

5.7 2Dアレイ振動子を用いたビームの形成

を±45°とすると，この範囲で走査するようにするためには，式(5.17)よりピッチ $p \leq 0.256$ [mm] と計算できる。ここでは，$p=0.25$ [mm] としよう。ビームの焦点を50 mmとし，D定数を2弱とするとき，振動子の開口半径 a を計算すると，$a=6.6$ [mm] が得られる。したがって，直径約13 mmの円形に相当する振動子群を内包するアレイ振動子が必要である。13 mmを0.25 mmピッチで割ると52となるので，この振動子は $52 \times 52 = 2704$ 素子の2Dアレイとなる。これを用いて1Dアレイの場合と同様な方法で電子フォーカスおよびビームの走査を行うためには，2704素子に対してすべての送受波の位相制御をすることになる。しかし，これはつぎの理由から事実上きわめて実現が困難である。

① 現状の送受信回路をかりに2704個用意したとしても，物理的に移動が可能な現状の装置内に納めることができない。

② 電気の消費量が大きすぎて，通常の壁コンセント（15 A）から電力を得ることができない。

③ 振動子と送受信回路を結ぶケーブルの本数が2704本以上必要となり，このケーブルの束ではあまりにも太く，その探触子を患者に当てながら十分に操作することはできない。

以上の問題を解決するために，米国のDuke大学のスミスらは，現実的な選択として送受信回路を256回路とし，この少ない回路でいかに超音波ビームを形成できるかの研究を行った。彼らの結論は，使用する256素子の配置を2Dアレイ振動子上に"散らす"（スパース：sparse）させるもので，**スパースアレイ**とも呼ばれている。この方法では，スパースのパターンに空間的な規則性ができる限りないように設計することがポイントとなる。もし，このパターンに規則性が存在すると，5.4節で解析したように，指向性にも規則性のあるサイドローブが生じる。これは，周期的な位置にエネルギーの集中が起こり，その位置で勢力の強いサイドローブが生じる。そこで，この規則性をなくし，できる限りサイドローブの勢力の平均化を行う。図5.18の2Dアレイ振動子に黒い点で示したものが実際に使用される振動子であり，そのパターンが散在し

ている様子がわかる。これがスパースアレイである。中央付近ではほぼ円形にすき間なく詰まっている。これらはおもに送信用の素子として使用され，受信はスパースアレイが使用される。この理由を，**図 5.19** を用いて説明する。

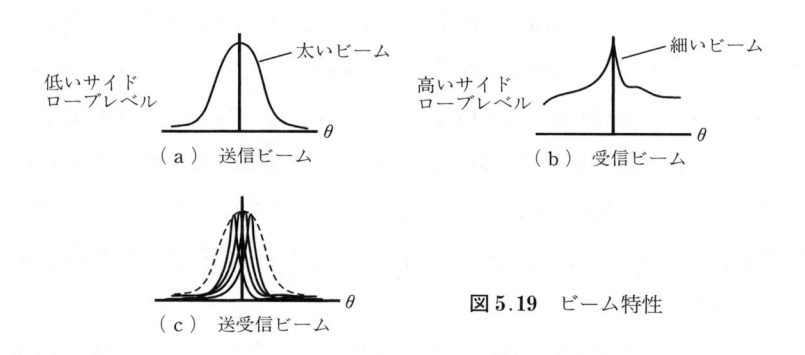

```
低いサイド         太いビーム              高いサイド        細いビーム
ローブレベル                             ローブレベル
                          θ                                       θ
       (a) 送信ビーム                          (b) 受信ビーム


                          θ              図 5.19  ビーム特性
       (c) 送受信ビーム
```

　送信用には振動子群が中央に集中しているので，スパースアレイではない。これをスパースアレイに対してデンスアレイと呼ぶ。送信用も 256 回路であるので，このデンスアレイの開口は小さく，このため形成されるビーム特性の D 定数は小さい。したがって，図（a）に示すように，主ビームの幅は太いものの，サイドローブを低く抑えることが可能である。一方，受信時にはスパースアレイを用いる。同じ 256 素子でも，形成されるビーム特性は，図（b）に示すようにサイドローブレベルは高いが，幅の細いビームが得られる。送受信特性は両者の指向性の掛け算で構成されるために，合成ビームは細く，サイドローブでは低く抑えることが可能となる。さらに，この方式では，この 2D アレイ振動子が後述する 3D 表示のためのエコーデータ収集用として用いられるときに，都合のよい点がある。

　このためには，超音波ビームを三次元空間内で走査する必要があるが，超音波の音速が定まっているために，1 立体分のデータを収集するにはかなりの時間が必要となる。例えば，**図 5.20** に示すように 256×256 本の超音波ビームにより三次元データを収集することを考えると，1 立体のすべてのエコーデータを得るために 13 秒も要することになる。この方法では，データを収集している間に心臓が何度も拍動してしまい，心臓用としては当然使用できない。そこ

5.7 2Dアレイ振動子を用いたビームの形成

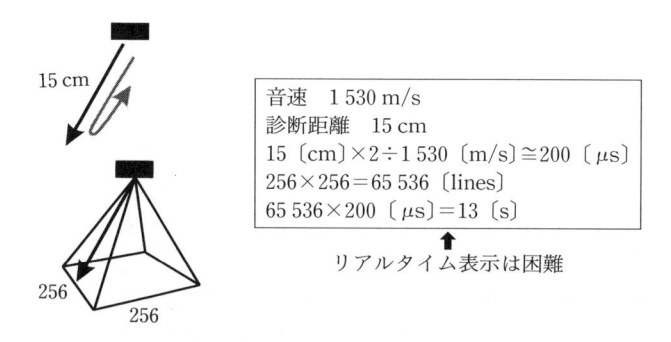

```
音速  1 530 m/s
診断距離  15 cm
15〔cm〕×2÷1 530〔m/s〕≅200〔μs〕
256×256＝65 536〔lines〕
65 536×200〔μs〕＝13〔s〕
```
↑
リアルタイム表示は困難

図5.20　超音波3Dエコーデータの収集

で，1回の送信に対して複数の受信ビームを形成する方法が開発されている。

これは，6章で詳しく述べる並列同時受信処理によるビーム形成法であり，並列受信の段数分，収集時間が短縮される。この方法では，少し太めの送信ビームを形成し，そのビーム内に複数の細い受信ビームを形成する。Duke大学では，図5.21に示すように，1回の送信で4×4＝16本の受信ビームを形成している。このために，送信ビームを太くする必要がある。送信用に，デンスアレイによる太めの送信ビームとスパースアレイによる細いビームによる並列同時受信ビームの形成により，少ない送受信回路で2Dアレイ振動子を用いた高速な三次元データ収集を可能としている。現在，彼らは，60度×60度のピラミッド型の三次元エコーデータを1秒間に20ボリュームの速さで得られることを示している。

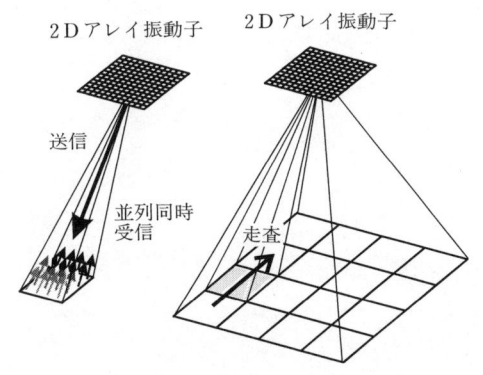

図5.21　2Dアレイ振動子と同時並列受信

問　　　　題

〔1〕 アレイ振動子を用いて，θ 方向から飛来してくる音波を最も高感度に受信するには，各素子で受信した信号をどのように処理すればよいか．

〔2〕 半径 R の焦点近傍での指向性は，R を無限大とした無限遠方から音波が飛来したモデルでの指向性と近似できるのはなぜか．

〔3〕 第2主極について説明せよ．また，第1主極と第2主極となす角度を 90° 以上にするには，どのような条件が必要か．また，なぜ診断装置では 90° 以上にする必要があるのか．

〔4〕 同じピッチのアレイ振動子でも，リニア型ではセクタ型のものよりも高周波で使用できる理由を，第2主極の影響の点から説明せよ．

〔5〕 振動子の指向性は，振動子上で観測される音圧分布関数をフーリエ変換した関数と相似形になる．このことを説明せよ．

〔6〕 アレイ振動子では，飛来する音波を各アレイ振動子で空間的に離散サンプリングしていることになる．つまり，音圧分布関数を振動子のピッチ間隔でサンプルすることになる．そこで，アレイ振動子における第2主極の出現を，この離散化の影響から説明せよ．

〔7〕 サイドローブが生じる理由を，空間周波数領域の考え方から説明せよ．また，その考え方からアポダイゼイションによるサイドローブの抑圧法を説明せよ．

〔8〕 2Dアレイ振動子で送受信ビームを形成するために，どのような工夫がなされているか．また，なぜそのような工夫をする必要があるのか．

6 超音波ビームの走査とその回路構成

超音波診断装置では，断層像を得るために超音波ビームを走査する。この章ではその走査方式について解説し，その特徴を述べる。また，実際の装置では超音波ビームの形成や走査をいかに実現しているか，その原理とハードウェアの構成について解説する。

6.1 ビーム走査方式の種類

超音波エコー法では，断層像を得るために超音波ビームを走査（scan）する必要がある。その走査の方法は，診断部位に合わせて，種々の方法がとられている。図6.1に代表的な走査方式を示し，それらの方式の特徴を述べる。

リニア走査　　コンベックス走査　　セクタ走査　　ラジアル走査

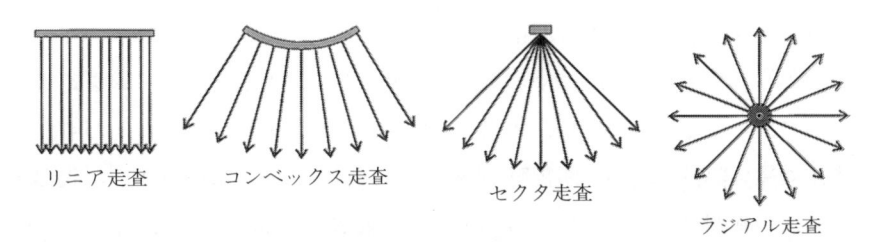

図 6.1　各種走査方式

（a）　リニア走査（linear scan）

この走査では，各ビームの位置がみな平行となるように超音波が送受波されている。広範囲の視野を得るためには，ビームの走査範囲が長い振動子を用いて，振動子から生体内へ超音波を十分に送波できるための長い接触面を確保する必要がある。しかし，人体の表面はそのほとんどが曲線からなるために，長

い直線の振動子は体に接触しづらい。接触しないところには空気が入り，超音波が探触子から生体内に伝搬されにくくなる。さらに，かりに長い振動子が体表に接したとしても，実際の検査では，その下の骨や肺や腸などの臓器内に貯留するガスが超音波ビームをさえぎる部位が意外に多い。超音波の送受波できる面を超音波の窓と呼ぶが，体表からのアプローチでは広い超音波の窓を実際にとることが困難である。

一方，すべての超音波ビームが平行であることから，ビームの密度は場所によらず一定であり，均一な画質の画像が得られる特徴がある。超音波ビームを以下に述べるセクタ走査のように偏向する必要がないので，アレイ振動子の点音源性はそれほど強くは要求されない。また，同じ素子間ピッチでは他の方式に比較してサイドローブが出にくいことから，相対的に高周波の超音波を扱うことが可能であるなどの特徴を有する。それらの理由から，この走査法は高周波の超音波を用い，おもに経皮的走査で首の頸動脈などの表在組織の診断に使用されることが多い。また術中超音波，特に肝臓の手術などで用いられている。さらに少し特殊な方法としては，探触子が比較的まっすぐに挿入できることから経直腸（経直）走査などで使用されている。

（b）　**コンベックス走査（convex scan）**

上記のリニア走査の直線をゆるやかな凸型にして，曲線上でビームを走査する方式である。この方式では，体表との接触面が比較的狭いにもかかわらず，体表から遠い部位で広い診断視野が得られる利点がある。この点から，腹部をはじめ広い範囲で大変よく用いられている走査法である。リニア型走査に比較してサイドローブが生じやすいという欠点がある。

（c）　**セクタ走査（sector scan）**

この走査では，超音波ビームが1点から扇状に広がるように超音波が送受信される。これにより，超音波の送受波面積が小さくすむ特徴がある。心臓の検査では振動子の間近に肋骨や肺が存在するために，もしリニア型走査を用いるとこれらの臓器により音波が妨害され観察できない範囲が大きい。これに対して，セクタ走査を用いた場合には，小さな音響窓で大きな視野が得られる特徴

を生かし,肺のかぶりのない部位や肋間など,狭いところから心臓を観察することが可能である。このため,心臓の検査では必須な走査法となっている。しかし,振動子の近くでは必然的にビームの走査範囲が小さく視野が狭い。また,振動子から離れるに従って超音波ビームの間隔が急激に広がり,振動子から遠方ではその密度が極端に低くなる。このため,ビーム間での補間の範囲が広がり,画質の良い画像が得られにくい。心臓を観察する場合にはビームを斜めの方向に最大45度以上も偏向する必要があり,このためサイドロームが出やすいなどの欠点がある。

(d) ラジアル走査 (radial scan)

超音波ビームを放射状に配置する方式。この方式は,きわめて狭い範囲から超音波の送受波を行うことが可能である特徴がある。この点から,おもに体腔内走査に用いられている。例えば,経直腸走査や血管内に挿入される細径型探触子などで採用されている。この走査法に用いられる振動子は,凹面振動子を機械的に回転するものと円周上にアレイ振動子を配置したものとがある。

6.2 走査方式と画質

セクタ型の探触子では,各素子ごとに送信波および受信波の位相を制御することにより超音波を集束させ,その集束ビームをセクタ走査することが可能であることを前章までに述べてきた。そのためには,アレイ振動子の各素子が,理想的にどの角度に対しても同一の強度で音波を送受波できることが前提である。つまり,各素子は点音源性を有する必要があり,非常に開口幅の小さな振動子である必要があった。

一方,近距離から遠方にわたって目的に合った細い超音波ビームを形成するには,それに適した有効な振動子の開口面積が必要であることも知った。そこで,このような振動子の有効な開口面積を確保するためには,幅の狭い振動子を数多く並べる必要が生じる。しかも,超音波を集束させ,細いビームを形成し,このビームをセクタ走査させるには,各振動子ごとに超音波の位相制御を

行うための多数の送受信回路（**ビームフォーマ**と呼ぶ）が必要となる。したがって，これを実現するために，電子セクタ型の装置では大規模な回路構成となる。事実，他の走査方式に比較して，セクタ走査型の診断装置の価格が高い傾向にあるのは，この理由によるところが大きい。

これまで，おもに超音波ビームを広角度でセクタ走査する場合について述べたが，リニア走査型の場合には，超音波ビームが振動子面に垂直な方向にのみ形成される。この方法では，ビームを広い角度で振る必要がない。しかし反面，振動子の配列方向に十分な長さの振動子群が必要となる。これを実現するためには，非常に多くのアレイ振動子を並べなくてはならない。もし，リニア走査型の場合に，セクタ型と同様に幅の狭い各振動子ごとに独立した送受信回路を接続したとしよう。例えば，振動子の1素子幅が 0.2 mm とし，診断幅を 10 cm とすると，送受信回路の数はなんと 500 も必要となる計算になる。このような多くの送受信回路を装置に実装することは装置の価格を論外なものにしてしまう。そこで，リニア走査型の装置では送受信回路数を減らすための工夫を行っている。

リニア走査法では，**図 6.2** に示すように，いくつかのアレイ振動子を一つのグループとしてまとめて，超音波の送受信を行う。メーカによってこの一つのグループを 1 ブロックとか 1 素子と呼び，その呼び方が若干異なる場合があ

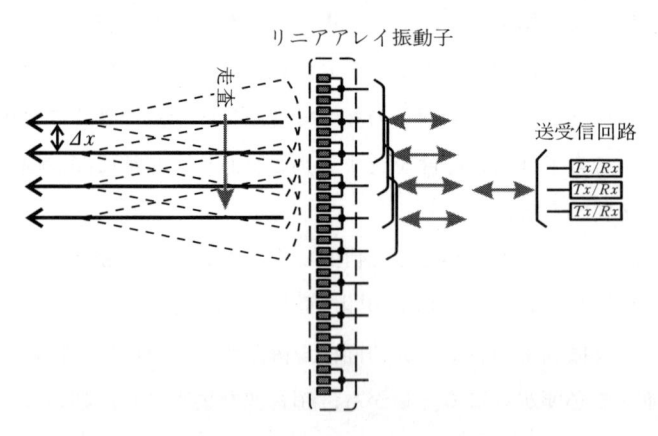

図 6.2 リニアアレイ振動子の走査

る。ここではこのグループを**ブロック**と呼び，ブロックとブロックの間隔を**ブロック間ピッチ**と呼ぶことにしよう。

　リニア走査型の装置では，後述するコンベックス走査型装置と同様に，2〜5の振動子をまとめて1ブロックとする。このことにより，各振動子ごとにそれぞれ位相制御を行うセクタ走査型装置の場合に比べて，1/2〜1/5と少ない送受信回路数で，同じ超音波の有効な送受信開口幅を得ることが可能となる。さらに，各ブロックからの送受信系の信号線を順次切り換えることより，リニア型探触子内のすべての振動子の数よりはるかに少ない数の送受信回路で，すべての振動子にわたって超音波ビームの電子走査を行うことが可能である。

　いくつの振動子を一つのブロックとしてまとめたらよいであろうか。この数が多いほど送受信回路が少なくてすむから，その意味では多いほどよいことになる。しかし，同じブロック内に含まれるすべての振動子が音波を同時に送波または受波するために，つぎに述べるいくつかの問題が起こることになる。

　ブロック内の振動子数を増すと，ブロック全体の幅がそれにつれて大きくなる。すると，一つのブロック全体がつくるビーム幅はそれに応じて狭くなる。このビーム幅があまり狭くなると，複数のグループを励振して集束ビームを形成することが難しくなる。この点に関しては，つぎのコンベックスに関する問題点のところで詳しく説明する。

　第二は，音波を集束させる遅延量の量子化の問題である。**図 6.3**の左上に示すように，遅延カーブに沿って正確な遅延量を各素子ごとに設定して，超音波パルスの位相制御を行う場合には，その指向性に目立つ大きな勢力のサイドローブは生じない。しかし，例えば三つの振動子を一つのブロックとして接続する場合を例に説明する。同図右上のように，それらは同一の遅延量が割り当てられるため，各振動子に与えられる遅延量は必ずしも正確な遅延カーブに乗らないところが生じる。しかも，この遅延量が大きくずれる位置は，ブロック間の距離間隔 B ごとになる。つまり，この間隔ごとに理想カーブから遅延量がずれることになり，これが原因となり大きなサイドローブが出現する。ブロック内の振動子数を増すと，この B が大きくなり，このサイドローブはそれに

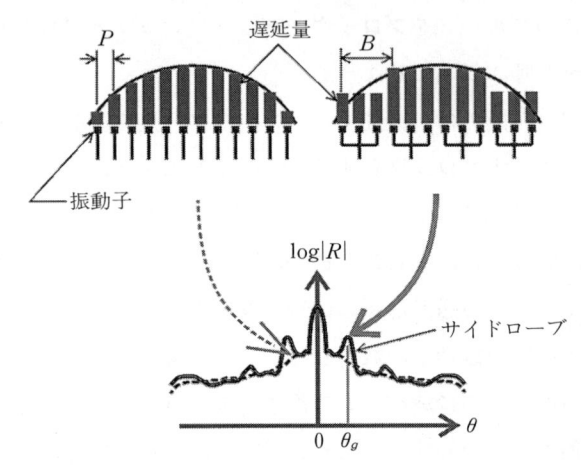

図 6.3　遅延量のグルーピングによるサイドローブの発生

伴って，メインビームに近づきながらその勢力が増すことが調べられている。予想できるように，このサイドローブは画像に**偽像**（artifact）や音響雑音を発生させる原因となり，画質を劣化させることとなる。

　第三の問題は，超音波ビームの間隔 Δx がブロック内の素子数に比例して大きくなる点にある（図6.2参照）。このアレイ振動子における超音波ビームの走査では，1ブロックずつずらしながら送受信が繰り返される。したがって，ブロック内の素子数が増すと，超音波ビームの間隔が開き，画素が大きくなる。その結果，画質が悪くなる。

　以上の点を考慮して，一つのブロック内の振動子の数を決定する必要がある。

　アレイ振動子群を凸型に配置したコンベックス型アレイ振動子でも，上記三つの問題についてはリニア型の場合とまったく同じである。むしろ，リニア型の場合よりそれらの条件がさらに厳しくなる。この点について少し詳しく述べることにする。

　まず第一に，グループ内の振動子数を増すと1グループがつくるビーム幅がそれに応じて狭くなる問題である。**図6.4**を用いて問題点を明らかにする。

　リニアアレイ振動子の各グループの中でも，同図が示すように振動子の両端にあるグループが，超音波を点Fで集束するために最も厳しい条件下にある。

6.2 走査方式と画質

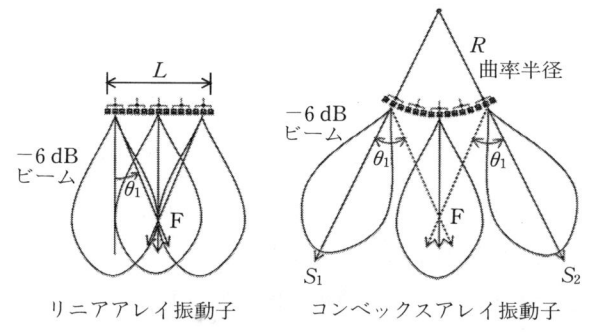

図 6.4 リニアアレイ振動子とコンベックスアレイ振動子による超音波の集束

　理想的な集束とは，集束点 F ですべての振動子からの音波が同じ強度で交わることであるが，有限の素子数を同時に励振すると，上記のようにグループで指向性をもつ。つまり，アレイ振動子群の両端のグループではその音波の強度が弱くなる。図 6.4 では $-6\,\mathrm{dB}$ になる。もし，振動子群の数を増やし，一度での送受信開口幅を増すことを考えたとすると，このグループから点 F への偏角 θ_1 がさらに開き，もはや $-6\,\mathrm{dB}$ の強度で加算ができなくなる。このことから，グループ内の素子数 N_g とそのグループを並べた全送受信開口長 L と集束点距離 F の間には，密接な関係があることがわかる。

　つぎに，コンベックス型アレイ振動子の場合を考えてみよう。上記のグループ内の素子数，グループ数，集束点距離そして送受信開口幅がリニアと同じ条件であるとする。コンベックス型の場合では，さらにコンベックスの曲率半径も考慮する必要がある。図 6.4 で明らかなように，集束点 F への偏角 θ_1 が，リニアの場合より曲率のためにさらに開くことは容易に理解できる。ちなみに，同図の場合，振動子の両端にあるグループからの音波は集束には寄与しない。そればかりか，それらは目的とした方向とは異なる S_1 や S_2 の方向に強い音波を出し，またそれらの方向からの音波を高感度で受信してしまうため，強いサイドローブを形成することになる。したがって，コンベックスアレイ振動子を用いたビーム形成の設計では，リニアの設計項目にさらに曲率半径も考慮に入れ，それら複数の設計パラメータのバランスを取る必要がある。

第二の遅延量の量子化の問題についても，リニアに比べてコンベックスのほうがより厳しい。コンベックスでは，各振動子の物理的な配置が凸型の曲線上にあるのは，承知の通りである。ところが，電子フォーカスのための遅延量のカーブは，振動子の配置された曲線のカーブとは反対の凹型の曲線である。つまり，コンベックス型では，リニア型の場合より遅延量が大きく，しかも遅延カーブの両端で極端にその差が大きくなる。したがって，同じブロック数でその遅延カーブを量子化すると，その量子化誤差が大きくなる。

第三の問題でも，コンベックスのほうがより厳しい。遠方でビームの間隔が開くため，同程度の画質を保つためには，リニアに比べて超音波ビームの本数を多くする必要がある。

6.3　ブロックピッチ内での超音波ビーム形成

画質の点から考えると，超音波ビームの数は多いほどよい。しかし，リニア型やコンベックス型の探触子のように超音波ビームを電子走査する方式では，その電子走査ピッチが振動子のブロックピッチで制限されることを述べてきた。そこでこの制限を越え画質を上げるために，固定されたブロックピッチ内にさらに数本の超音波ビームを形成するブロック内走査補間法が考え出された。

（a）　奇数偶数法

この方法は，同時励振ブロック数を奇数偶数と交互に励振しながらビームを走査する方法である。これにより，超音波ビームをブロックピッチの半分ごとに移動することが可能である。図 6.5（a）にそれを示す。この図では，7 枚 8 枚励振の例が示されている。まず 7（奇数）個のブロックを同時に励振する。つぎに，ビームの走査方向に 1 ブロック同時励振数を増し，8（偶数）個のブロックを励振する。このとき超音波ビームが形成される中心線の位置はビームの走査方向に 1/2 ブロック分，正確に移動することがわかる。送信時と受信時とで選択するブロック数を変えることにより，さらにビームの走査位置を 1/4 ごとに進めることが可能となる。例えば，奇数で送信，同じ奇数ブロックで受

（a）奇数偶数法　　（b）微小角セクタ法

図 6.5　ブロック内走査補間法

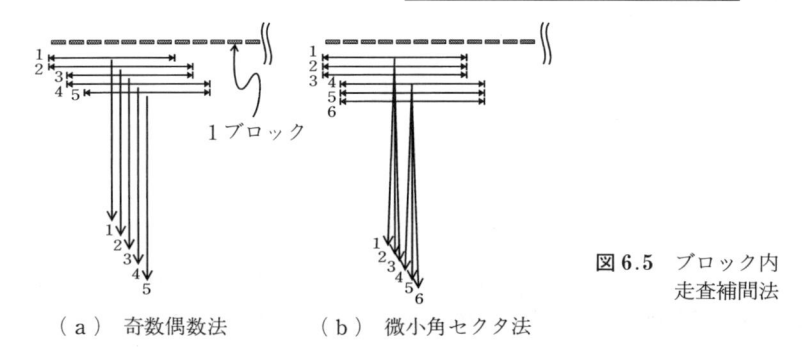

信，第二に先ほどの奇数ブロックで送信し，1ブロック増えた偶数ブロックで受信する．これで1/4ブロックピッチ分ビームがシフトする．ただし，この方式では選択されるブロック数が隣り合うラインごとに異なるために，全体の同時励振数が少ない場合には送受信感度がラインごとで異なる不具合が生じる．

（b）　微小角セクタ法

奇数偶数法の欠点であるラインごとに感度が異なる点を補う方法として考案された方法が，図6.5(b)に示す微小角セクタ法である．これは同時送受信ブロック数は変えず，その代わりにブロックピッチ内に必要とするライン分，ビームをわずかに振る方法である．この方法ではラインごとに感度が異なる不具合は生じない．しかし，多くの微小角ラインを形成するためには，わずかな遅延量でビームを傾ける必要がある．つまり，エコー信号を精度良くわずかずつ遅延させる回路が必要となる．これが事実上，ライン数を決定する大きな要素となる．

上記の二つの方法を組み合わせた方法も考えられる．しかし，いずれの方法を採用したとしても，1回の送受信で1ライン分のデータを得る限り，走査線数の決定には上述のほかにフレームレートが重要な要素となる．次節でこのフレームレートと画質との密接な関係について述べる．

6.4　フレームレートと画質

ここでのフレームレート（frame rate）とは，超音波ビームを二次元面上で

走査して構成される断層画像をフレームと呼び，このフレームが1秒間に何断面表示されるかを表す指標である。単位を frame/s と表す。すなわちフレームレートが 15 frame/s とは，1秒間に 15 断面分の断層像が得られることを意味する。

　人間の目の特性から，30 frame/s より小さなフレームレートでは画像がちらついて見えることが知られている。画像がちらつくと観察者には極めて不快となり，画面を見ていることが大変負担になる。このように，フレームレートは超音波画像の画質に直接関係する重要な因子の一つである。これは，このフレームレートを示す数値が，実際の多くの診断装置の表示画面のどこかに画像と同時に表示されていることからも理解できると考える。

　このフレームレートとは，なにによって決定されるのであろうか。超音波エコー法では，それらのエコー波を受信することにより生体内の情報を映像化している。通常は，生体の深いところのエコーが返ってくるのを待ってからでないと，つぎの超音波の送信が行えない。もしこれを無視すると，いま送波した超音波によるエコーか，その前に送波した超音波からのエコーかの見分けがつかなくなり，正確な画像を構成できない。通常は，1回の送信で1本の超音波ラインを得る。ただし，受信時に複数の受信ビームを形成する並列受信については後に述べることとし，ここでは説明の都合上しばらく考えないことにする。したがって，1断面分のエコー情報を得るためには，1回の送受信に要する時間を送信回数分掛けた時間が必要となる。

　生体中を伝搬する超音波の速度は，2章で述べたようにほぼ水の音速である 1530 m/s と考えてよい。そして，エコー法から音波の往復路を考慮すると，エコー信号の得られるスピードは 765 m/s である。または，1 cm の診断情報を得るのに 13.07 μs の時間がかかると考えてもよい。例えば，腹部領域の診断で深さが 20 cm の診断範囲を必要としたとすると，超音波1ラインの情報を得るのには 13.07×20＝261.4〔μs〕の時間が必要となる。1画面を200本の超音波ラインで構成すると，1画面の構成時間は 261.4〔μs〕×200＝52.28〔ms〕となり，このときのフレームレートは19frame/sである（図 **6.6**を参照）。

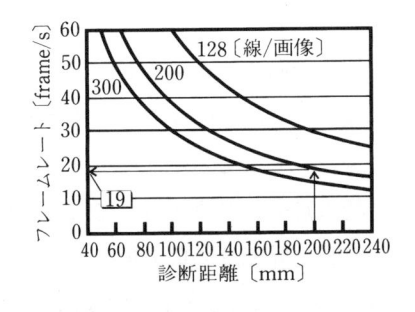

図 6.6 診断距離と画像のフレームレート

6.5 回路構成

6.5.1 送信クロックと遅延量の量子化

超音波の位相を制御する具体的な方法は，何通りか考えることができる。位相の制御は，送信時と受信時との両方において行われる。超音波の送信波形としては，矩形波を用いることが多い。これは，水晶発振器がつくる高周波数のクロックを分周することにより，正確に位相の異なる（時間のずれた）矩形波形を比較的容易につくることが可能であり，その矩形波形にゲートをかけて励振パルス波形をつくることができることからである。その励振波形の様子を，図 6.7 に示す。送信トリガー信号 p_2 はクロック 3 周期分にあたる時間 τ だけ，トリガー信号 p_1 より遅延していることを表している。D_2 は p_2 を増幅し，振動子を実際に励振する駆動電圧波形を表す。このように，送信のトリガー信号がクロックに同期してつくられるため，正確な遅延量を比較的容易につくることができる。しかし，その反面，この遅延量はクロックの 1 周期分の時間単位

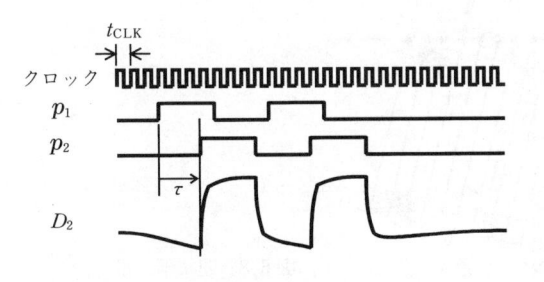

図 6.7 位相制御された送信駆動波形

で量子化されることになる。

　送信または受信時において，信号を位相制御する遅延量が理想遅延量からはずれる場合に，そのずれ方や量が超音波ビームの指向性におけるサイドローブの原因に深く関係することを説明してきた。そこで，これらを実用的に問題とならない範囲に抑えるためには，送信時のビーム形成に対しては送信クロックの1周期を，受信時に対しては整相加算時の遅延量の量子化を，それぞれ超音波の1周期の1/8波長以下に設計する必要があることが知られている。例えば，10 MHz の超音波を用いてビーム形成を行うには，80 MHz のクロックを用いる必要があり，このように周波数の高いクロックを用いるには装置設計上，高度な技術が要求される。

6.5.2　連続波の位相制御

　受信時の位相制御として，連続波とパルス波とではその方法が異なる。図6.8のように，θ方向から飛来するパルス波（正確にはバースト波）は各素子ごとに伝搬距離が異なる。ここでルックディレクションをこの方向に設定すると，つまりメインビームをこの方向に向けるためには，これらのパルスをすべて同位相で加算する必要がある。これを実現するには，最も初めに到達するN番目の素子でのパルス波を最も遅延させ，順にこの遅延量を減らすように設定する必要がある。つまり，図6.8の三角形にあたる遅延量を設定する。こ

$$\tau_i^p = \frac{(N+i)p\sin\theta}{c}$$

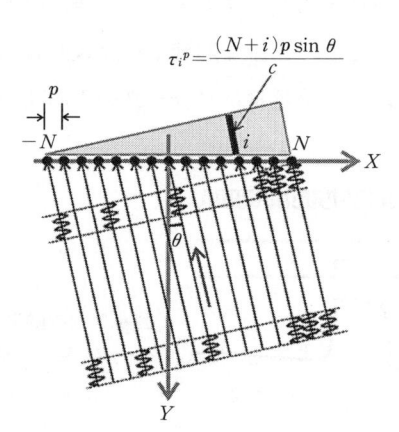

図6.8　遅　延　量

の遅延量により，すべての素子で受信した超音波パルスは同位相で加算される。いま，i 番目の素子での遅延量を $\tau_i{}^p$ とすると，この遅延量は，幾何学的な関係から

$$\tau_i{}^p = \frac{(N+i)p\sin\theta}{c} \tag{6.1}$$

と定めることができる。

以上は，パルス波の整相加算の場合である。ところが，連続波の場合には周期が１波の周期関数であるため，超音波の１周期（T_U と表す）以上遅延しても，周期的に同じ位相の波形となる。したがって，遅延量はこの周期の整数倍を差し引いた残りの遅延量 $\tau_i{}^c$ でよい。つまり

$$\tau_i{}^c \equiv \tau_i{}^p \bmod (T_U)^\dagger \tag{6.2}$$

となる。

6.5.3 アナログ式ビームフォーマ

それでは，どのようにエコー信号を遅延し，ビーム形成を行うかについて，具体的に回路構成を示し，その特徴について考えてみよう。この方法は，アナログ方式とディジタル方式に大きく分けることができる。その一例として，**図 6.9** にアナログ方式を示す。これは，各素子で受波し得られたエコー信号を増幅した後に，このアナログ信号をそのまま，コンデンサとコイルから構成された遅延線（delay line）に入力する。そして，この遅延線を通過させる間の時間遅れを利用し，信号の遅延量を制御する方式である。各素子で受信されたエコー信号は，まずサブディレイと呼ばれる遅延線に入る。これには複数の出力タップがあり，そこで適切な遅延時間分，遅れたエコー信号がそれらのタップから出力される。そして，それらの中から必要な遅延信号がアナログスイッチを介して選択される。さらにそれらの信号はクロスポイントスイッチを経てメインディレイ回路に送られる。クロスポイントスイッチは，制御線により入力線と出力線の交点を自由に選ぶことができるスイッチである。もし，ある交点が選ばれると，その交点につながる入力線と出力線はたがいに接続され，信号

---

† この式は $\tau_i{}^p$ を T_U で割り，その余りが $\tau_i{}^c$ と等しいことを意味する。

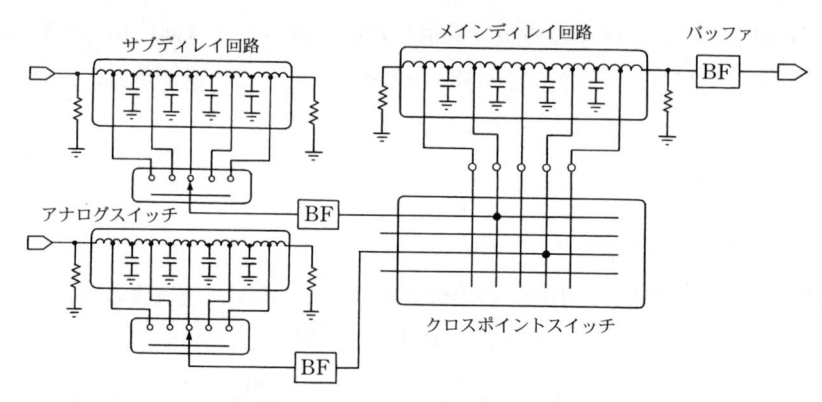

図 6.9 アナログ方式の回路構成

が流れる．メインディレイ回路では，クロスポイントスイッチからの出力信号をさらに遅延しながら，かつ同時に異なるサブディレイ回路からのエコー信号同士を電流加算し，一つの出力信号を得ることができる．遅延線をサブディレイ回路とメインディレイ回路の二つに分けている理由は，メインディレイ回路で加算器を兼ねるほかに，遅延量の量子化とタップの関係がある．つまり，もし小さな遅延量の量子化を一つの遅延線で行ったとすると，その出力タップの数は膨大なものになり，その膨大な出力線をアナログスイッチ等で切り替える必要性が生じる．そこで，上記のように二つの種類の遅延線に分ける方式が考案された．これは，サブディレイ回路で十分に細かな遅延量の量子化（最小遅延量は 10～20 ns 程度）を行い，メインディレイ回路では大きな遅延量を担当するものであり，この両者の遅延量を合わせることにより，任意の遅延量を細かな量子化で実現できる．

ここで注目すべき点は，遅延線の有効周波数帯域である．一般に，このアナログ遅延線の特性は遅延量が大きくなるほど有効周波数帯域の上限が低くなる傾向がある．セクタ型探触子を用いる装置では，ビームを扇状に振る必要から遅延量は大きい．このため，セクタ走査に対応するためのメインディレイ回路の遅延線では，その通過可能な周波数はあまり高くできない．それに対して，リニア型やコンベックス型ではこの最大遅延量はセクタのそれに比べてかなり小さくてすむことから，セクタ走査の場合よりは高い超音波周波数を用いるこ

とが可能である．現在でも，アナログ遅延線を用いたセクタ走査の装置では，7～8 MHz の超音波が限度であろう．

このアナログ方式のもう一つの特徴は，基本的に同時刻には一つの整相加算出力しか得られない．もし2方向からの同時受信を行おうとするならば，2系統のアナログの回路を並列に用意する必要がある．

6.5.4 ディジタル式ビームフォーマ

ディジタル式ビームフォーマの大きな特徴は，各受信素子から得られたエコー信号を実時間でそれぞれディジタル信号に変換し，ディジタルメモリに順次記録する点である．もし，診断部位の深いところまでの超音波エコー信号をすべてこのメモリ内に記録することができるならば，この各素子に対応したメモリ群から，整相加算に必要な適切な位相の信号を高速に順次読出し加算することにより，ビーム形成することが可能である．図 6.10 に示すように，D_1，D_2，D_3 の3方向から超音波が同時に飛来していたとする．そこで，この各メモリの中から，三つの方向からの超音波の波面（位相）がそろう位置のディジタル信号を各メモリ内から読み出す．例えば，図の C_1 のカーブにあたるメモリの値を読み出し，それらを加算することにより，D_1 方向の受信ビームを形成することができる．同様に，C_2 のカーブにあたるメモリの値を同時に読み出すことにより，同時に D_2 方向の受信ビームを形成することができる．D_3 に

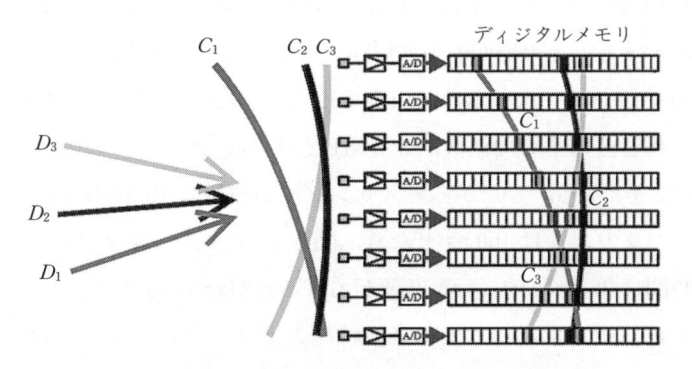

図 6.10　ディジタル方式のマルチビーム形式

ついても同じである．それぞれの方向に対応した波面のそろうカーブをあらかじめ計算しておき，このカーブにあたるディジタルデータを図のようにメモリ内から高速に読み出すことにより，ビーム形成が可能となる．

それでは，同時に何本のビームが形成できるであろうか．ここで重要な点は，厳密にはディジタルメモリへの書込みと読出しを同時にはできない点である．一方，実時間（リアルタイム）で複数のビーム形成を行うためには，刻々と受信される素子ごとのエコー信号から，そのエコーの受信速度と同じ速度で複数の整相加算後の信号をつくらなければならない．そこで，メモリに対してエコー信号の読み書きを，図 6.11 に示す時分割で制御する必要がある．つまり，超音波エコー信号のサンプリング周期が t_s となり，この逆数がサンプリング周波数 f_s となる．

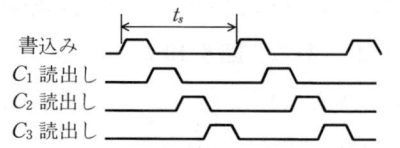

図 6.11　エコー信号の書込みとメモリからの読出し

ところで，サンプリング定理により，エコー信号の周波数スペクトラム $s(f)$ の上限がナイキスト周波数 f_N 以下となるように，すなわち，その上限の周波数の 2 倍の周波数以上にこの f_s を設定する必要がある．もし，これより低い周波数でサンプルすると，折返し（エイリアシング）が起こってしまい，正確な信号が取り込めない．エコー信号の帯域から必然的に t_s が決まってしまう．すると，その周期の中で何回メモリの読出しが可能であるか，これにより同時受信のビームの本数が決定することになる．例えば，図 6.12 に示すように，超音波の中心周波数が 3.5 MHz であるとすると，上限の周波数は約 5 MHz 程度となる．したがって，サンプル周波数は 10 MHz 以上にする必要がある．つまり，t_s は 100 ns となり，図 6.11 のタイミングではメモリからの読出し時間は 25 ns 以内に行う必要があることがわかる．

一方，t_s が 100 ns であることは，同位相のディジタルデータを合わせて加算するデジタル式整相加算法における遅延の最小量子化量が，100 ns であるこ

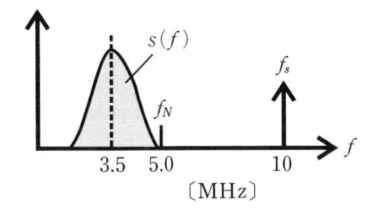

図 6.12　サンプル周波数

とを意味する．つまり，このままでは 100 ns の精度でしか遅延量を設定できないことになる．この量子化量では超音波の中心周波数 3.5 MHz に対して十分とはいえず，このビームフォーミングではかなりのサイドローブが生じる危険がある．すでに述べたように，最小量子化量は超音波周期の 1/8 以下に設定する必要があることが経験的に知られている．ところが，上述のようにメモリの読出しクロックの関係から，この t_s はそう小さな値にすることは難しい．

そこで，実際のディジタルビームフォーマでは，サンプルされたエコーデータから内挿して，さらに細かなサンプル点のデータを求め，量子化量を小さくしている．例えば，図 6.13 のように，遅延したエコー信号は τ_1 と τ_2 のエコー信号から線形補間して求めることができる．

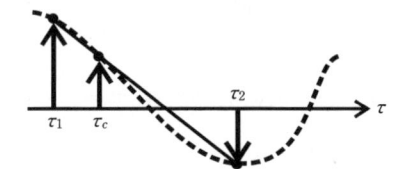

図 6.13　補間されたエコーデータ

つぎに，もう一つの大きなディジタルビームフォーマの特徴を述べる．超音波の受信時にエコーデータの位相を制御するアナログ式も，また同位相となるデータを高速に読み出しそれらを加算するディジタル方式も，超音波が受信される速度に合わせて実時間で行われなくてはならない．ところが，この点に対してアナログ方式は，アナログスイッチやクロスポイントスイッチの特性から，それらの切換速度がディジタル素子のそれに比べてかなり遅い欠点をもつ．また，アナログ遅延線のタップ間隔をあまり細かくできないことなどから，実際のアナログ方式では，受信ダイナミックフォーカスの切換点を最大で

も 6〜8 点とすることが限度である．それに対してディジタル式では，メモリからの読出し時に同位相のデータを加算する方式であるので，原理的には超音波ライン上の各サンプル点ごとにフォーカスを結ぶことができる．以上の点から，ディジタルビームフォーマのほうが，近距離から遠距離まで全体を通して細いビームが得られやすい（**図 6.14** を参照）．

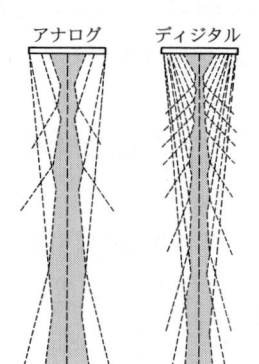

図 6.14 受信ビーム特性の比較

問　　題

〔1〕 リニアアレイ型探触子に比較して，コンベックス型探触子でサイドローブの問題が大きいのはなぜか．

〔2〕 腹部の超音波検査には，コンベックス型探触子がリニアアレイ型探触子より多く用いられる理由を述べよ．

〔3〕 装置設計の観点から見ると，リニア型に比べてコンベックス型のほうが難しい点が多い．その大きな理由を三つ挙げて説明せよ．

〔4〕 画質の観点から見ると，超音波画像の空間分解能に影響を与える超音波線密度と，時間分解能に影響を与える超音波画像のフレームレートとは反比例の関係にある．これを説明せよ．

〔5〕 アナログ式ビームフォーマは遅延線で受信信号を遅延させ，整相加算を行うが，ディジタルビームフォーマではどのように整相加算を行うか．

〔6〕 アナログ式ビームフォーマとディジタルビームフォーマとを比較して，それぞれの利点，欠点を述べよ．

7　Bモード画像の構成

　この章では，得られた超音波エコー信号から断層像を構成するまでの流れと，その間における信号処理や画像処理について，Bモード表示を例に解説を行う。

7.1　画像構成の流れ

　超音波診断の中で最も多用されている画像表示モードは，Bモード表示である。このBモード表示には，画像構成技術の基本となる信号処理，および画像処理が多く含まれている。したがって，このようなBモード画像構成法を理解することは，超音波診断装置のしくみを理解するうえで最も基本となる。前章までにビームフォーミングの原理を詳しく述べてきたので，ここでは図7.1に示す検波器からTV（正確にはブラウン管）に画像が表示されるまでの各種処理の内容について順次説明する。

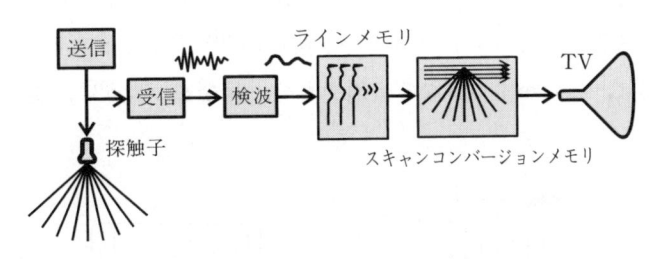

図7.1　画像構成の流れ

　1回の超音波送受信で最小1ライン分のエコー情報が得られる。つまり，図7.2に示すように，送波された超音波パルス(b)は，音響インピーダンスの異なる境界等で，その一部のエネルギーをエコー波として反射させながら，生体

7. Bモード画像の構成

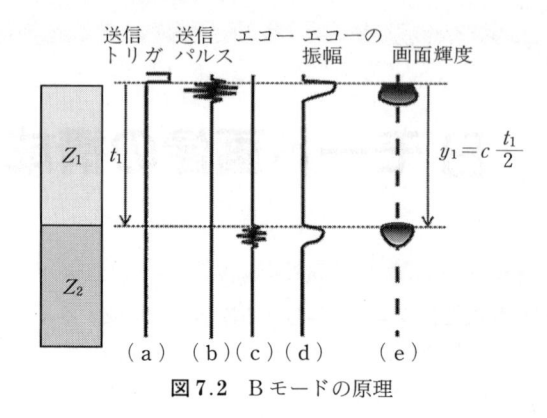

図7.2 Bモードの原理

中を伝搬して行く。図の(c)は，インピーダンスがZ_1とZ_2の境界で反射してきたエコーを表す。このエコーは，送信時から時間t_1後に受信される。反射体までの距離をy_1とすると，超音波パルスはこの距離を往復する。したがって，y_1は超音波パルスが往復した時間t_1の半分の時間に音速cを掛けた距離に相当する。そこで，ブラウン管面上で送信位置からY軸方向にy_1s離れた位置に，エコーの振幅強度波形(d)に比例した明るさの点を表示する。ここで，sは表示でのスケールファクターである。Bモード画像を構成するためには，図7.3に示すように，さらに超音波の発射方向を少しずつ変化させ，超音波ビームを走査しながら，上記の明るさを管面上に順次プロットしていく。これにより，臓器の実尺のs倍のBモード画像がTVに表示される。

生体臓器は，わずかずつ異なる音速をもつ。骨などのように，極端に音速の

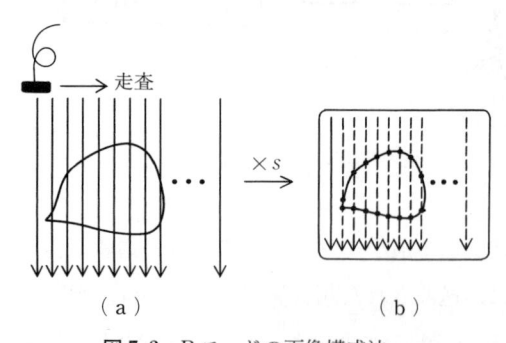

図7.3 Bモードの画像構成法

異なる組織も存在する．しかし，この画像構成法では，組織の音速は一定であると仮定している．また，組織ごとに音速が異なることから，実際は音が屈折しながら伝搬しているが，超音波は直進すると仮定されている．このため，正確には，Bモード画像などはその分少しゆがんでいることに注意する．

エコーの振幅の強度を表示するモードを，amplitude mode から **Aモード表示** と呼び，その振幅強度を明るさ（brightness）に対応づけて brightness mode, すなわち **Bモード表示** と呼ぶようになった．

図7.1のブロック図に戻って，信号の流れを説明する．Bモード表示では，受信ビームフォーマにより得られた**エコー信号**（これをradio frequency：**RF信号**とも呼ぶ）を検波し，このRF信号の振幅情報を用いることを前述した．この検波出力信号はラインメモリに蓄えられる．このメモリでは，各種探触子の違いによる超音波ビームの走査の形は考慮せず，メモリには図7.1に示すように送信ごとに順に並べて検波器の出力信号を記録する．したがって，このままの形で表示したとすると，ひどく形のゆがんだ画像となる．そこで，例えばセクタ走査である場合には，扇形のようにビームの走査形に合った形にデータを並べ換える必要がある．この並べ換え操作は，図7.1のラインメモリからスキャンコンバージョンメモリへのデータ転送の過程で行われる．この具体的な方法はいくつか採用されているが，ここでは省略する．

いずれの方法にしても，ラインメモリのデータのみをスキャンコンバージョンメモリに転送したとすると，**図7.4** に示すように，至るところにデータが存在しないすき間だらけの画像ができてしまう．そこで，この不具合を防ぐために，このスキャンコンバージョンメモリへのリサンプル（resample）時には，通常なんらかの補間処理（内挿処理ともいう）が実行されている．

図7.5 を用いて，この補間処理法を説明する．図(a)は最近接法の例である．これは書込みの対象となっているスキャンコンバージョンメモリの位置から，最も近い距離にあたるラインメモリ上の値を，そのメモリ値とする方法である．ハードウェアが簡単である利点をもつが，超音波ライン数が少ない場合には，つまり補間点が多くなるとブロッキーな画像となる欠点がある．

86   7. Bモード画像の構成

図7.4 補間なしのリサンプリング

（a） 最近接法の例　　　（b） 疑似ラインを用意した例
図7.5 超音波画像の補間法

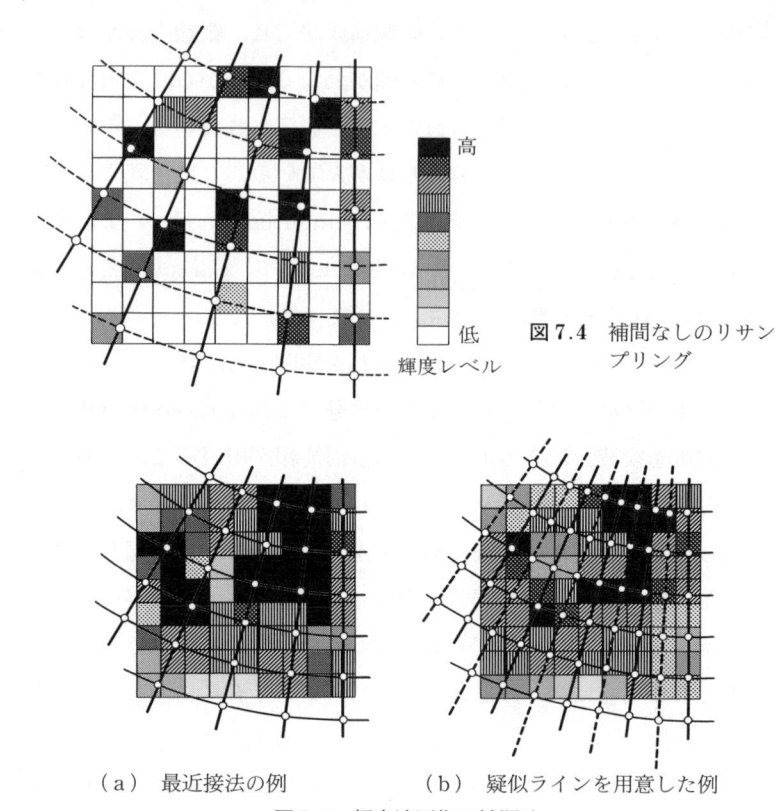

　つぎに，超音波ライン間に疑似超音波ラインデータを用意する方法が考え出された。つまり，ラインメモリの読出し時に，隣り合う2本の超音波ライン間のデータからその間に挿入する疑似超音波ラインデータを補間する方法である。図(b)は，2本の超音波ライン間に1本の疑似ラインを用意した例を示している。この方法では，ラインメモリの段階で疑似超音波ラインデータを生成し，その後スキャンコンバージョンメモリへのリサンプリングを行う。したがって，リニア走査型のプローブなどを用いた場合には，質の良い画像が得られる。

　この反面，セクタ走査の場合には，扇のかなめに近い範囲で補間した点がリサンプル点内にいくつも重複して含まれることになり，無駄が多くなる欠点が

ある。これら補間法は画像に直接影響が表れるため，各メーカは特性とコストとのトレイドオフを考えながら実施している。

ところで，ラインメモリからスキャンコンバージョンメモリへのデータ転送の役割は，スキャンコンバータで前述の超音波ラインの走査形状を形づくるほかに，その名前が示すように画像データの走査変換にある。すなわち，表示器として使用されるTVでは，電子銃がブラウン管内で電子ビームを水平方向に走査しながら，ブラウン管面上の蛍光面に像を表示している。この電子ビームの走査時間は超音波のそれとはまったく独立しているために，直接超音波ビームフォーマから得られたデータをブラウン管に表示するわけにはいかない。そこで，いったんメモリに画像を蓄えながら，同時にTVの走査時間に合わせてデータを読み出す必要がある。これが，スキャンコンバータの主たる役割である。

7.2 信号処理と画像処理

前節で大きな処理の流れを説明してきたが，ここでは，さらに詳しい超音波診断装置の画像構成にかかる信号処理と画像処理について解説を行う。

7.2.1 対 数 圧 縮

生体は，いうまでもなくさまざまな組織から構成されている。したがって，それらの境界から得られる超音波エコー信号の強度の範囲は，かなり広い幅を有することは想像に難くない。事実，同一の深さの部位でも，最大のエコー値から最小のものまでの値の範囲（これをエコー振幅の**ダイナミックレンジ**と呼ぶ）は，経験的に腹部領域で 40～60 dB，心臓などでは 50～70 dB にも及ぶことが知られている。それに対して，われわれの視覚能力はTV管面上でせいぜい 16～32 階調の識別能力しかない。つまり，このダイナミックレンジは 24～30 dB 程度にあたり，エコーのそれに比べて極めて小さいことがわかる。そこで，広いダイナミックレンジのエコー情報を圧縮し，狭い視覚のダイナミ

ックレンジ内で表示する方法が，ここで述べる**対数**（log）**圧縮**であり，**グレースケール**（gray scale）**表示**とも呼ばれている。

図 7.6 に示すような，70 dB の振幅範囲を有する大小のエコー信号（echo signal）があると仮定する。初期のころの診断装置では線形の表示系を採用していたため，図の(a)のように大きなエコーの画像を見ているときは，小さな強度の画像を同時に見ることはできなかった。また逆に，(b)のように弱いエコーを見ようとすると，強いエコー群はみな飽和してしまい，それらの違いはわからなかった。

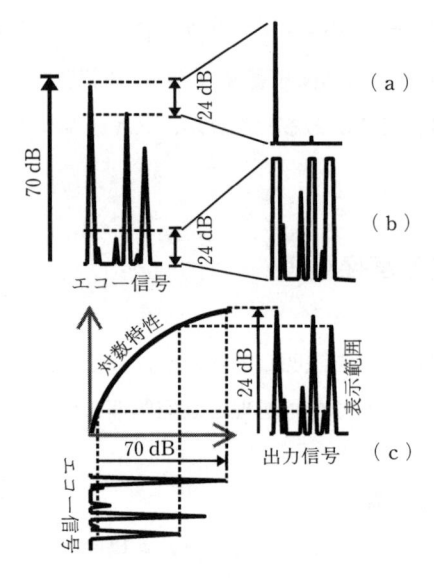

図 7.6 対 数 圧 縮

そこで，同時にこれらを観察する方法として，このエコー信号を対数的に圧縮する方法が考案された。この方法では，図の(c)に示すように，小さなエコーも大きなエコー同士も同時にかつ管面で飽和することなく観察することができるようになり，超音波画像の質を大幅に上げることができた。現在，ほとんどの超音波診断装置でこの方式が採用されている。

7.2.2 STCとダイナミックフィルタ

　一つの超音波断層画面内で一様な明るさを得ることは，画質の点で重要である。しかし，たとえ対数圧縮をかけたとしても，探触子から近距離と遠距離での画像の明るさはかなり異なる。これは，2章で述べたように，超音波が生体内で減衰するためである。そこで，この減衰を補正し，画面全体で一様な明るさの画像を得る方法が STC（sensitive time control），または TGC（time gain control）と呼ばれている機能である。これは，**図 7.7** に示されるように，エコーの返ってくる時間に合わせて受信器のアンプの利得を変化させるものである。近いところからの信号は，その振幅がもともと大きいのであまり増幅する必要がない。しかし，深いところからのエコーになるに従って，振幅が小さくなる。そこで，深い位置でより利得を上げ，画像の明るさを補正する機能である。患者によりこの減衰の仕方は大きく異なるので，診断装置では検査者がつまみ等でこのSTCのカーブを自由に変えることができるようになっている。

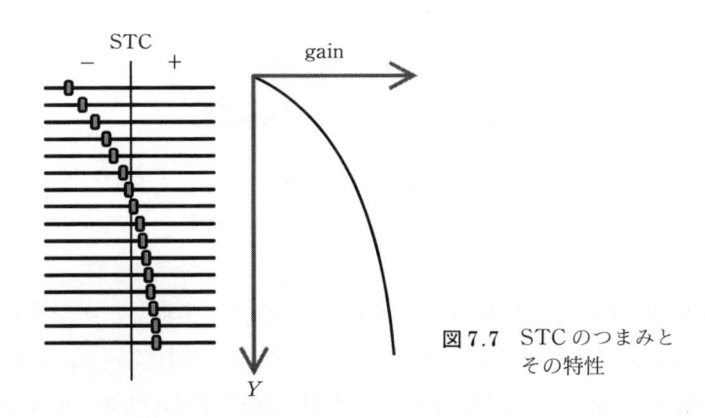

図 7.7 STCのつまみとその特性

　この機能と同様に，エコーの受信速度に合わせて変化する機能として，ダイナミックフィルタがある。2章で述べたように，生体中を伝搬する超音波は，生体がもつ周波数依存性減衰 FDA の影響を受ける。このため，生体の浅い（つまり探触子から近距離の）部位から戻るエコーの周波数成分は，送信波のスペクトルを保持している。しかし，生体の深い部位から得られるエコー波の

スペクトラムは，FDAの影響により高い周波数成分ほど大きく減衰するために，エコーの周波数成分は低いほうへシフトしたスペクトラムとなる。

そこで，この性質を考慮して，近距離での分解能を高め，遠距離でのS/N比を上げる工夫がなされている。これがダイナミックフィルタであり，図7.8にその説明図を示す。図(a)は固定式のフィルタ（fixed filter）のスペクトラムを示している。反対に，図(b)はダイナミックフィルタ（dynamic filter）の場合を示している。いずれも上段から順に近距離，中距離，遠距離でのスペクトラムを表す。

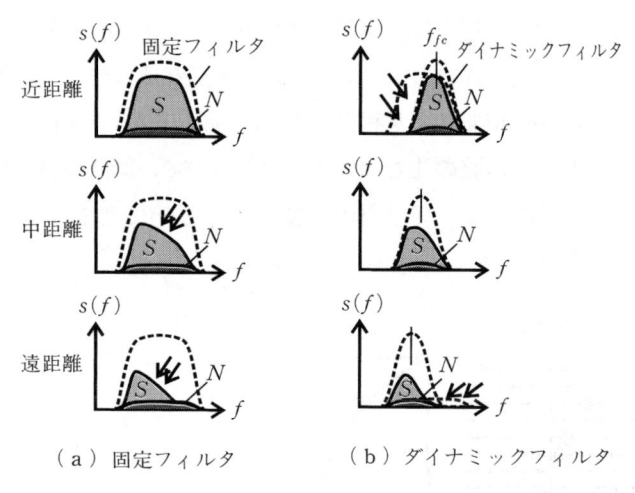

図7.8 ダイナミックフィルタの動作

同図の左側では，エコー信号のスペクトラムをすべて通し，かつその帯域外のノイズを制限するために，固定式フィルタが設定されている。上述のとおり，近距離からのエコー信号のスペクトルは，送信波のスペクトル成分をほぼそのまま保持する。このため，広い帯域幅を有する。しかし，遠距離になるに従って高い周波数成分から減衰するために，全体に低い周波数のほうへシフトする様子が示されている。

まず，近距離での分解能について考察してみる。固定式フィルタの方式ではエコー信号が幅広いスペクトラム成分を含むため，超音波伝搬方向のパルス幅

7.2 信号処理と画像処理

が短くなる．つまり，距離方向の分解能が上がる．しかし，低域の周波数成分を多く含むため，超音波ビームの集束率 D（2章を参照）はあまり上がらず，結果として太いビームとなる．つまり，方位方向（横方向）の分解能が上がらない．これは，点ターゲットからのエコーが点には表示されずに，横に広い，いわば，せんべいのような形の像として表示されることを意味する．

さらに，生体内は点反射体が数個点在するような単純な構造ではなく，無数の点散乱体がぎっしりと詰まったものであり，かつ各組織ごとにその散乱体密度が異なるような複雑な構造を有している．このような組織から得られるエコー信号は，それら散乱体からの無数のエコーの干渉波として観測される．これを**スペックル**（speckle）**エコー**と呼ぶ．生体でのスペックルエコーの出方は，生体内の散乱体の状態をはじめ，超音波ビームの特性や超音波の周波数などの要素がすべて関係し，大変複雑である．しかし，大雑把にいって，超音波の周波数が低いと，スペックルにより表現される画像の模様（テクスチャ）が粗くなり，分解能が低下したかのように感じられる．事実，肝臓内できた腫瘍などのテクスチャ像は，その周囲の正常肝組織のテクスチャと異なって表示されることがあり，重要な診断要素となっている．

そこで，図7.8の右側の例のように，近距離ではむしろ少し帯域の狭いフィルタを通し，低周波成分をカットする．近距離では生体減衰の影響をあまり受けないことから，低周波領域のエネルギーがカットされても，画像化に必要な感度は十分確保できている．このフィルタによる帯域制限の効果としては，距離方向の分解能は少し低下するが方位方向のそれが上がるので，分解能の縦横のバランスが良くなる．つまり，点からのエコーが点に近い像となる．あわせて，テクスチャの細かな画像が得られる．

つぎに，遠距離の場合について両者の比較を行う．一般に受信器で発生するノイズは広いスペクトル分布を有するので，フィルタで帯域制限を受けた後のスペクトラムは図7.8の N で示されるような分布となる．このノイズの帯域幅はエコーの得られる距離に無関係で一定であるので，フィルタで制限された幅となる．したがって，N は一定である．一方，エコーのスペクトルの勢力

は，上述のように深さに応じて低域にシフトし小さくなる。このため，遠距離では近距離に比べて S/N 比が悪化する。ところが，ダイナミックフィルタ方式ではフィルタの帯域幅は変化せずに，フィルタの中心周波数 f_{fc} が診断距離に応じて低いほうへ変化する。このため，帯域内に占めるエコーの勢力はあまり変化しない。このように，ダイナミックフィルタ方式では，固定式に比べて S/N 比が悪化しない利点をもつ。

7.2.3 画像処理によるノイズ除去

上記のように，受信したRF信号に直接帯域制限を施し，ノイズの除去を行う一次元の信号処理のほかに，さらにBモードなどの二次元の画像となったものに対しても各種のフィルタ処理が施されている。この画像処理は，ラインメモリで行う方法とスキャンコンバージョンメモリで行う方法に大別できる。前者では超音波のデータのみで処理が行われるのに対して，後者では補間されたデータを含めて処理される違いがある。

多くの処理法が考案されているが，基本的な考え方はつぎのとおりである。実際の生体組織は空間的に連続であり，突然組織が不連続となることは少ない。このことから，組織像は空間的な連続性がある。しかし，ノイズにはそのような連続の必然性はない。そこで，複数の空間的に異なる画素を同時に使用しフィルタ演算を行う領域を設ける。これは，例えば図 7.9 に示す 3×3 の領

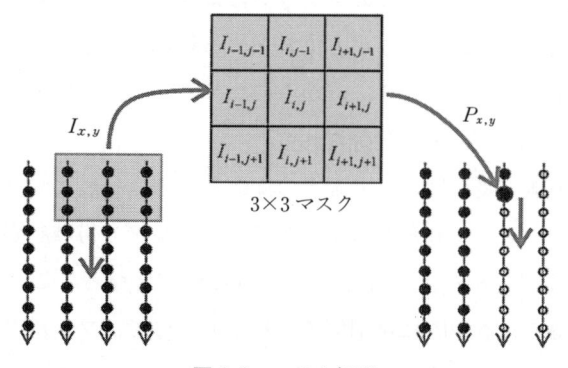

図 7.9 マスク処理

域を用意し，これを用いて注目画素の値をその近傍の画素値との関連から決定する．この処理領域を**フィルタマスク**（または**フィルタのカーネル**）と呼ぶ．組織像は，画像の連続性から，その画像のもつ空間周波数は低いスペクトラムを多く有する．これに対し，ノイズはそのランダム性から，空間周波数スペクトラムは広い周波数成分をもつ．画像の S/N 比を上げるために，組織のスペクトラム成分が少ない高周波領域をカットするローパスフィルタ処理が考えられる．この例として，平滑化処理とメジアン処理を紹介する．

平滑化処理

$$P_{x,y} = \frac{1}{9}\sum_{i=-1}^{1}\sum_{j=-1}^{1} I_{x+i, y+j} \tag{7.1}$$

メジアン処理

$$P_{x,y} = \underset{i,j \in [-1,1]}{\mathrm{MED}} [I_{x+i, y+j}] \tag{7.2}$$

ただし，MED[ ]は中央値を求める演算子を表す．図 7.9 の例では，マスク内の 9 個の画素値を用いて大きさの順列をつくり，その順列の中央の値を出力する演算子である．

上記のフィルタ処理例では，画素の連結性は考慮されていない．そこで，マスク内のデータを一度に処理するのではなく，マスク内中央の注目画素を中心に放射状のデータ列を考え，そのおのおのの列ごとに平均値を分散値を求める．この分散値が最も小さな方向に画像の連続性が高いと判断し，マスク内すべての画素の平均値を使用する代わりに，その方向の画素のみの平均値を用いる方法もある（詳しくは文献を参照のこと）．

7.2.4 フレーム相関処理によるノイズ除去

ノイズは画像の空間（二次元面）でランダムであり，さらに時間的にもランダムであることを仮定して，ノイズを低減または除去する方法を説明する．

TV 管面の任意の時刻の 1 画像を**フレーム** (frame) と呼ぶことにする．心臓用の装置では 1 フレームの画像が 30 ms 前後の短い時間につくられるため，その間に心臓内の弁などの一部を除いて，ほとんどの生体組織像はあまり変化

7. Bモード画像の構成

しない。同じ位置の画素の**輝度値**（画像処理では**濃度値**ともいう）は，あまり変化しない。別の表現では，各フレーム間での画像にはかなり強い相関性がある。それに対して，ノイズは時間的にランダムに出現するため，フレーム間での相関はない。そこで，フレーム相関処理を行うことにより，S/N比を高めようとするものである。

このフレーム相関処理での課題は現フレーム（t時刻）上のピクセル値p_tの値を，1フレーム前の値p_{t-1}や，さらに前のp_{t-2}などから，いかに決定するかにある。例えば，図7.10に示すp_tからp_{t-n}のすべての値を加算し，加算総数で割るFIR（finite impulse response）型のフィルタが考えられる。しかし，この方法では処理対象とする過去のフレームの値をすべて記録しておく必要があり，ハードウェアが膨大となる。そこで，これに対して1フレーム前のデータのみを記録しておき，逐次この記録内容を更新するIIR（infinite impulse response）型のフィルタが考案されている。

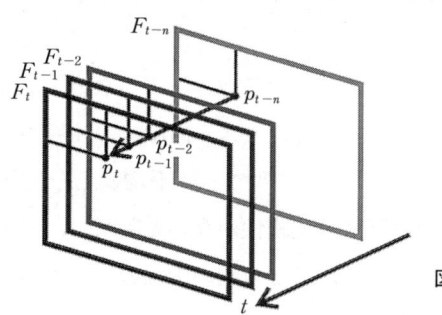

図7.10 フレーム相関処理

これは，現在表示されている画素値p_tが，図7.11の入力と1フレーム前に表示された画素値p_{t-1}の加算平均で得られるものである。記録用のメモリは1フレーム分でありながら，そこに記録される内容はさらに前の処理結果が記録されているため，平均処理内容は数フレーム前の内容も考慮される優れた方法である。このフレーム相関の効果が視覚的に理解しやすいように，入出力の波形例を図7.11(b)に示す。

この例では，スパイク状のノイズは半分に抑えられるが，その後の組織を摸

(a) 処理方法   (b) 波形例

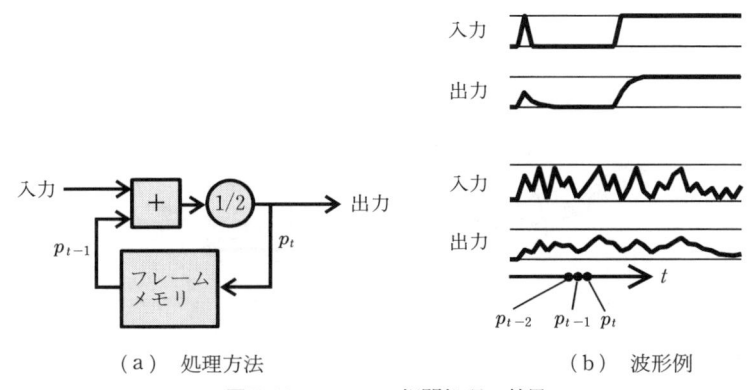

図 7.11 フレーム相関処理の効果

擬したユニットステップ状の波形ではその高さ（出力値）は変化しない．また各フレームごとの画素値が激しく変化する場合には，この処理により平均化され落ち着いた画像となる．

7.3 Mモード表示

Bモードの応用としてその他種々の表示法が開発されているが，ここで説明するMモード表示も大変重要である．これは，特に心臓などの検査では多用される表示モードである．

Mモード表示は，Bモードと同様に，エコー信号の振幅値を表示管面の輝度値に変換して表示するものである．ただし，Bモードが超音波ビームを空間的に走査して二次元断面像を得るのに対して，Mモードは超音波ビームの位置は固定し，そのビーム下にある組織の時間的な変化をリアルタイムで観測する表示法である．**図 7.12** にその表示例を示す．この例は，図の左側にセクタのBモード断層図が，そして右側にMモード図が同時に表示されている，いわゆるB/M表示例である．Bモード断層像の中に直線が示されているが，この線上にある組織からのエコーの変化が時々刻々と右側の波形として表示されてくる．

7. Bモード画像の構成

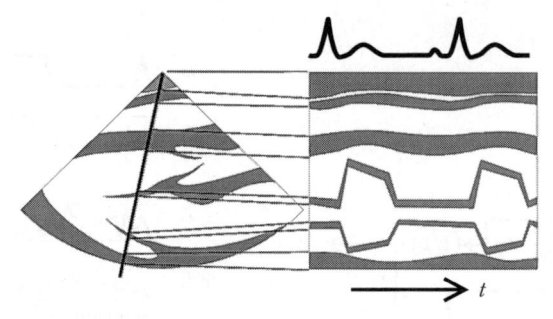

図7.12 B/M表示

　弁などのように高速に移動する組織は，フレームレートの遅いBモード表示で，正確に表示されないことがある。それに対して，Mモードでは超音波ビームの位置は固定されているので，つまり同じ位置で続けて超音波パルスの送受信を行うことが可能であるために，そのような速い変化に対して正確に変化をとらえることができる優れた特徴がある。また，時間（横）方向には設定したスピードで記録されているので，Mモード上で組織の移動速度を求めることができる。また，拡張期と収縮期における心室の内腔の長さをMモードで計測するなど，定量的に心機能を診断するためには非常に有効な表示方法である。

　このB/M表示にも，いろいろな工夫がなされている。Mモードに重点をおく場合には左のB画像がフリーズ（freeze）画像となり，線で指定された位置のMモード表示が生きている（active）。このときは，超音波のパルスはその指定された位置で連続してパルスが発射される。これをこの位置で超音波の照射密度が濃いとも表現する。しかし，Mモードの観測を続けている間に探触子の位置がわずかずつずれたとしても，B断層像がフリーズされているためにそのずれに気付きにくい欠点がある。そこで，M側に数発続けて送信し，そのあとすぐにB側の送信を行う。そしてまたすぐにM側の送信を再開し，MとBとを交互に繰り返す方法が考案された。この方法は，一見，BとMの表示が同時に実行されているように見える。しかし，当然ながら，Bの送信に当てられた分，Mでの超音波の照射密度は低くなる。

問　　　題

〔1〕 超音波ラインメモリの内容をスキャンコンバージョンメモリでリサンプルするときに，多くの場合，補間処理が必要になるのはなぜか。

〔2〕 対数圧縮法を説明せよ。また，なぜこの処理が必要なのか。

〔3〕 ダイナミックフィルタの特徴を述べよ。

〔4〕 画像のノイズ除去処理として，マスク処理とフレーム相関処理との特徴の違いを述べよ。

〔5〕 B/M同時表示はたいへん便利で，有効な表示法である。ただし，非常に変化の激しい部位の細かな時間変化の様子を観察する点では，Mモードのみの表示法に比べて，B/M同時表示におけるM表示の画質が落ちるのはなぜか。

8 超音波三次元表示

この章では，三次元表示法の基本的な原理と特徴について述べるが，この表示法はまだ確立された技術ではない．研究開発途上の技術が多く，今後さらに新しい技術が開発される可能性が高い表示法である．

8.1 超音波三次元表示とは

コンピュータによる三次元表示の技術は，コンピュータグラフィックス（CG）技術として目覚ましい進歩を遂げている．初期のころ，この技術は，スクリーン上に本物に近い景色や宣伝に使用する商用製品の外観などをいかに生成するかがおもなテーマであった．例えば，建物や山などの景色，または机の上に置かれたポットなど，また，工業応用としては新製品の外観図などである．今日，これらはあたかも実物を写真に撮って見ているかのように，実にリアルに描かれている．

これらの例では，まず初めに表示する物体の三次元形状をモデル化し（これを**形状のモデリング**という），それらの形状の座標情報をコンピュータに入力する．それに対して，超音波やCTなどの装置を用いて生体組織から三次元データを得る場合には，それらの情報は数値情報として得られる．すなわち，仮想的な形状データを入力するか実測データが取り込まれるかの相違がある．通常，CGの世界では，人により入力された幾何学データ（または座標データ）を基に後述する三次元画像構築を行う．超音波のようなデータは，メモリに順次記録された実測データ値の集合である．このため，従来のCG技術では，このような実測データを直接可視化することはできなかった．

最近では，このような実測データの可視化法は**サイエンティフィックビジュアライゼーション**（scientific visualization）と呼ばれ，非常に盛んに行われている。ここで扱う超音波三次元表示もその一つである。

三次元画像表示法の処理手順を，図8.1に示すように三つのステップに分けて説明する。

ステップ1：超音波エコーデータの収集（data acquisition）

三次元画像の基となる元データを得るプロセス。

ステップ2：データ構造の再構築（data reconstruction）

種々のデータ収集法で得られた元データを直方体のボクセルデータに変換するプロセス。

ステップ3：三次元画像の構築（rendering）

三次元画像を構築するプロセス。

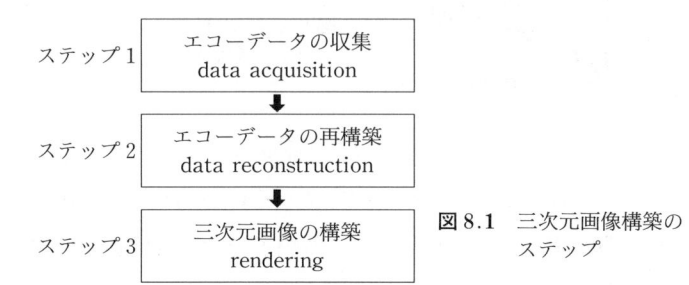

図8.1　三次元画像構築のステップ

8.2　超音波エコーデータ集合の収集

まず，実際に対象物が存在する空間（ここでは**実空間**と呼ぶ）において，なんらかの方法により，対象物の存在する位置とその位置での実測データを得る。この元データの収集法には各種の方法がある。基本的な方法は断層面（**スライス面**ともいう）を複数枚集め，その断面間を補間することにより，三次元データ集合とする方法である。この方式の利点は，スライス面情報を基本にするため，二次元の超音波診断装置を流用することができる点である。つまり，

手動または機械的な方法で振動子を移動させる機構を通常の断層装置に付加するだけで，比較的容易に三次元データ集合が得られる点にある。

ここで，図 8.2 に示すように，X，Y 平面上の各座標上で超音波エコーデータが得られたとする。例えば，断層画像データなどである。この断層画像データ（**スライスデータ**ともいう）を Z 軸上の異なる位置で複数枚得ることにより，X，Y，Z の座標空間上で，全体として立方体または直方体となる三次元データ集合が得られる。この実空間に X，Y，Z 座標を定めた空間を，**ワールド空間**（world space）と呼ぶことにする。

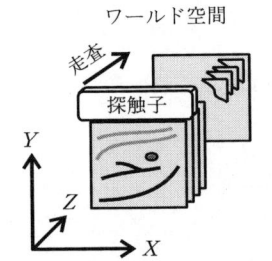

図 8.2 三次元エコーデータの収集法

三次元エコーデータの収集法としては，上記のように二次元断層面を平行に移動させるパラレル方式以外に，種々の方法がその目的や用途に応じて使い分けられている。図 8.3(a)に示すように，探触子を 180 度回転するローテイト方式や，探触子を傾けながらその角度を順次変える図(b)や図(c)の方式などがある。現時点では，これら走査法の統一された呼び名はまだ決められていない。以上の例では，いずれもリニア型の探触子を用い，その探触子によって得られるスライス断面を走査する方法を述べたが，それ以外にも，コンベックス

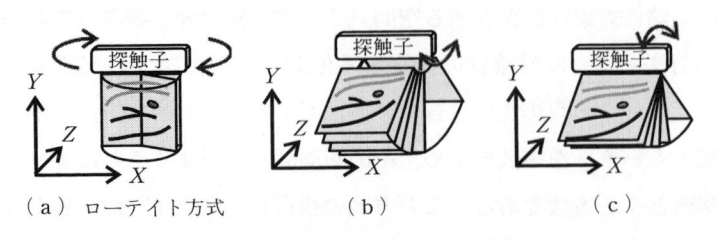

（a）ローテイト方式　　　　（b）　　　　　　（c）

図 8.3 探触子の各種スキャン法

8.2 超音波エコーデータ集合の収集

型の探触子やセクタ型の探触子を用いて同様な走査を行う場合など，さまざまな組合せが考えられる．

上記のように，断層面を一定の方向に連続に移動しながら三次元データを収集する方法のほかに，断層面をワールド空間上で任意の位置と方向でランダムに走査してデータを収集する方法がある．このためには，ワールド空間上で断層面の三次元位置情報を得る必要があり，これを可能にする方法が磁気センサを用いた方法である．この方法は，ワールド空間内に磁場を形成するトランスミッタとその磁場内での相対位置を検出するレシーバからなるシステムを使用する．トランスミッタとレシーバのいずれも，たがいに直行する三つのコイルから構成されている．これらのコイルを逐次切り換えながら，磁場の発生とその磁気の検出を繰り返すことにより，一つのレシーバからはワールド空間上の相対位置座標値 (x, y, z) と x 軸，y 軸，z 軸の各軸回りの回転情報 (α, β, γ) との合計，六次元情報を得ることが可能である．したがって，このレシーバを二次元断面用の超音波探触子に取り付けることにより，探触子よりつくられる断面の上記六次元情報が得られる（**図 8.4**）．各断層データとこれらの情報とを同時に取り込み，多断面データを記録する．このデータを**元データ**と呼ぶ．

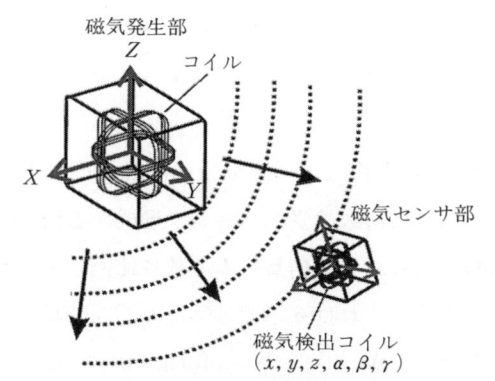

図 8.4 磁気センサ位置検出システム

上記の方法は，超音波走査断面を移動しながらデータ収集を行う方法である．このため，すべてのデータ集合を得るまでに早くても数秒間は必要である．したがって，その間に動かない組織，または動きが非常にゆっくりしてい

る組織では走査断面を一定速で移動し，データ収集を実行することが可能である．しかし，心臓など動く臓器は，この間に動いてしまい，正確な三次元データ集合が得られない．そこで，1 心拍以上の断層像を連続に取り込み，位置を変えて再び連続して取り込み，これを繰り返すステップ走査法がとられている．そして，すべてのデータを収集した後，同時相でかつ異なる位置の断層データを寄せ集め，その時相での三次元データ集合を一つつくる．同じ操作を各時相ごとに行い，各時相ごとの三次元データ集合を作成する方法がとられている．図 8.5 にその説明図を示す．

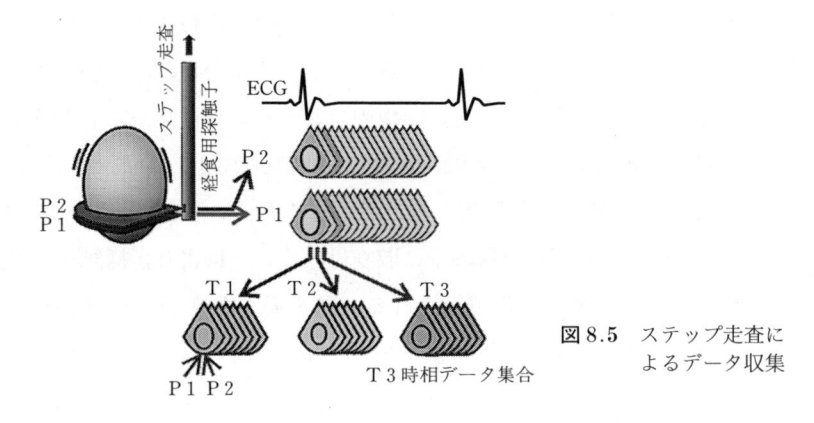

図 8.5 ステップ走査によるデータ収集

静止している臓器，動く臓器のいずれにしても，データ収集には数秒から数分の時間が必要であり，上記の方法ではリアルタイムにエコーデータを収集することはできない．

そこで，二次元配列型のアレイ振動子（2 D array transducer：4 章参照）を用いて，一度の送信に対して同時に複数の受信ビームを形成する研究が行われている．この方法では，同時に得られる受信ビームの数に比例して，データ収集時間の短縮を図ることができる．これは 6 章で述べた並列同時ビーム形成法（パラレルビームフォーミング：parallel beamforming）であり，米国 Duke 大学は 1 回の送受信で 16 本の受信ビームを得ることを実現した．この方式では，1 ボリュームデータを 40 ms 程度で取り込むことが可能である．ただし，現状ではハードウェアや信号処理が大規模となることを避けられない．

8.3 データの再構築

つぎのステップとしては,以上のようにワールド空間で得られた元データを細かな立方体(**ボクセル**と呼ぶ)の集合に変換する。これを**データの再構築**(data reconstruction) と呼ぶ。また,このボクセル集合体を**フィールドデータ**または**キューブデータ**(cube data) と,ここでは呼ぶことにする。つまりここでは,便宜上,どのようなワールド空間上のデータも,一度このフィールドデータに置き換えることにする。これにより,上記のようにさまざまな走査法により得られたワールド空間での元データに対して,1種類の三次元画像構築用ソフトウェアを共通に使用することが可能となり,効率がよいからである。**図 8.6** にその変換の様子を示す。

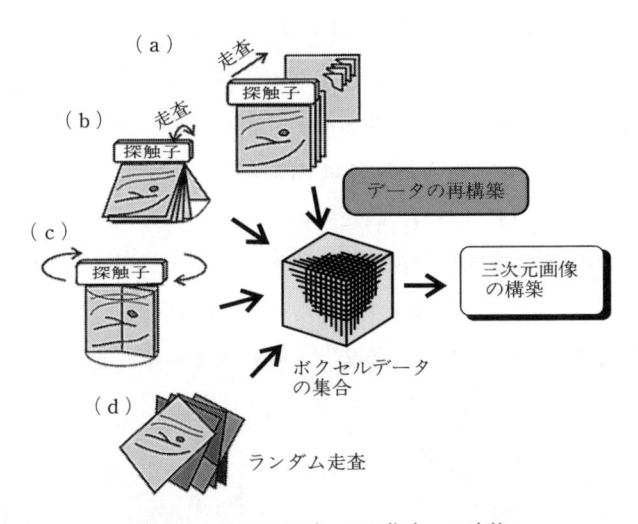

図 8.6 ボクセルデータの集合への変換

8.4 画像の構築

ここでは,三次元エコーデータから三次元画像を構築するさまざまな方法を

間接法（indirect method）と直接法（direct method）に大別し，基本となる考え方を説明する．

8.4.1 間　　接　　法

間接法では，ボクセルの値をスクリーンに直接反映させるのではなく，まず目的とする物体の表面の位置を三次元空間内で検出し，その表面の三次元座標値を得る．つぎに，それらの座標情報を用いて，これから説明する各種のレンダリングを行う．この物体表面の検出法にもいくつかの方法があるが，ここでは**スキャンライン法**（scan line method）と**マーチングキューブ法**を代表例として紹介する．

まず，図 8.7 に示すように，フィールドデータに対して視点およびスクリーンを設定する．視点から伸びる視線上でつぎに述べる物体の表面探査を行いながら，この視線をスクリーンの水平方向に順次走査し，この走査をスクリーンの上から下まで移動する．また，視線上での表面探査の方法は，図 8.8 に示すように，視線がフィールドデータを通過するとき実行される．表面探査法は視線上を微小距離 δ ごとに**エコー強度値**（**濃度値**ともいう）を調べ，その位置のボクセルの濃度値があらかじめ設定されたしきい値を初めて超えたときに，このボクセルの座標に表面が存在すると判定する．そして，その座標値を物体表面の存在位置としてメモリに記録する．この表面探査法は，"しきい値による表面探査"または単に"しきい値法"と呼ばれている．また，この表面探査

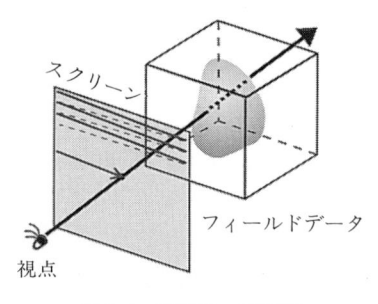

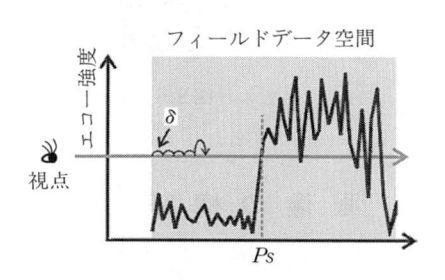

図 8.7　間接法の説明図　　　　図 8.8　物体の表面位置の探査

は視線を走査するごとに行われるが、時間を節約するために、スクリーン上のピクセルを通るすべての視線について必ずしも行われない。少し飛び飛びの位置で表面探査が行われ、物体表面の三次元位置情報が記録される。最後に、後述するシェーディングを行う。すなわち、その位置に面を張りつけ、陰影づけなどを施す。以上の方法がスキャンライン法である。この方式の欠点は、視点から見えている物体表面の位置は探索され、その面が表示されるが、見えていない部分の表面は表示されない。したがって、もし視点をわずかでも移動すると、改めて上記の表面探査を繰り返す必要がある。

これに対して、マーチングキューブ法では、全三次元データ集合を対象として一度に物体の全表面の探査を行う。この方法は、全データをしきい値と比較して、2値化処理を行う。さらに、この全2値データ群を、隣接する八つのボクセルからなるキューブ（cube）の集合として考える。そして、各キューブごとに求める境界がどのように存在するかを、図8.9のパターンの中から選び、その情報を記録する。このパターンの種類は、図8.9に示す15通りとなる。ただし、面のはり方は、1キューブ内八つのボクセル中、1のボクセルと0のそれとを入れ替えても同一となる点に注意する。すなわち、1が5個で0が3個の場合と、1が3個で0が5個の場合は面のはり方が同じである。これらの面は等値面と呼ばれ、同図に示されるように、三角形や四角形の平面で構

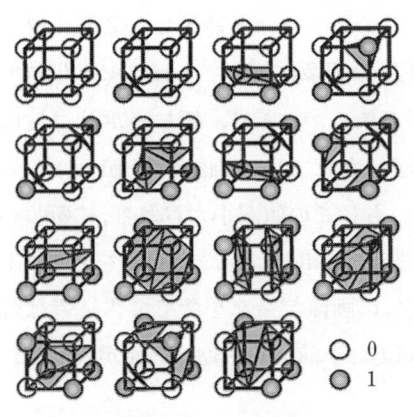

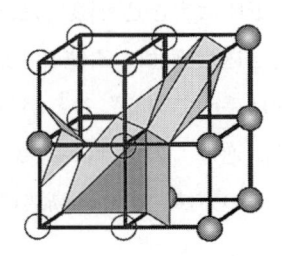

図 8.9　境界面の種類　　　　　　図 8.10　等値面の形成

成される。これら三角形や四角形を**ポリゴン**と呼ぶ。

　等値面がどのように連結され，物体表面が形成されていくかを，**図 8.10** に示す。これは四つのキューブが並んだ例であるが，この方法の理解のために，読者は，それぞれのキューブが図 8.9 のどのパターンにあたるかを検討して欲しい。

　この方法では，三次元データ内のすべての等値面があらかじめ調べられているため，視点等を移動した場合でも新たに表面探査を繰り返す必要はない。

　スクリーン（CRT 管面）に表示する画像のおもに輝度情報が格納されているメモリを，一般に**フレームバッファメモリ**（frame buffer memory：FB と略す）と呼ぶ。このメモリに画像情報を書き込んだり，消去することにより，CRT 管面に画像を表示することができる。さて，この CRT 管面に物体の表面像を表示するには，手前にある，つまり視点に近い位置にある，物体表面のポリゴンを表示し，それに隠れるポリゴンは表示しないようにする必要がある。これは**陰面消去処理**と呼ばれ，これを高速に実行する必要がある。その一つの方法として，表示するポリゴンのもつ Z 値（Z 軸上の値）を比較し，通常最も小さな値をもつポリゴンを，手前に位置する物体表面のポリゴンと定める。そして，そのポリゴンの輝度値を FB に書き込む方法が開発されている。この方法は **Z バッファ法**と呼ばれ，多くの三次元用のコンピュータで採用されている方法である。まず，FB メモリのアドレスと連動した Z バッファと呼ぶメモリを用意する。これにより，FB の画像に対して 1 ピクセル単位でその Z 値を Z バッファに記録することができる。つぎに，新しいポリゴンの輝度値を FB に書き込む際には，すでに記録されている画像の Z 値と，この新しく書き込む画像の Z 値とを比較する。もしこの値が小さければ，"新しい画像の面は手前である"ことがわかるので，そのポリゴンの輝度値を FB に上書きする。逆にこの Z 値が大きければ新しい画像データを捨てて書込みは行わない。この方法により，高速にしかも確実に手前にある物体の面が表示されるようになる。

　陰面消去により，手前にある表面が決定されることを述べたが，さらにこれ

8.4 画像の構築

らの面に対して，明るさや色を定め，その結果を CRT の管面のピクセルの輝度値とする処理について述べる．この処理を画像の陰影づけまたは**シェーディング**（shading）と呼ぶ．これにも種々の方法があるが，ここでは単純な方法として**デプスキューイング**（depth-cueing）**法**と，少し複雑ではあるが処理された画像が非常にリアルに見える**フォンシェーディング**（Phong shading）**法**との二つについて説明を行う．

デプスキューイング法は，CRT の管面にあたるスクリーンから物体までの距離（奥行き）情報，つまり物体表面の Z 値情報のみを用いる方法である．この Z 値が小さい場合には FB 上のピクセルに高い輝度値を，さらにこの Z 値が大きくなるに従って順に低い輝度値を与える方法である．このシェーディング法では，手前にある物体は明るく，遠くにある物体は暗く表示される．このため単純でありながら，観測者に非常に遠近感を与えることができる．したがって，この方法は，物体がもともと観測位置から見て近くから遠くの位置まで幅広く存在する場合に適している．しかし，お皿のように平たい形状でその表面に小さな凹凸がある物体があり，かつこの物体の平たい面を観測者に面して置かれているような場合には，遠近感が得られにくく，さらに凹凸の様子もよく表示されない欠点がある．そこで，さらにリアル感のある方法として，つぎに紹介するフォンシェーディング法が開発されている．

この方法は，デプスキューイング法に加えて面の傾きの情報も表示することが可能である．これにより，視点からほぼ等しい距離にある面でも，その面の凹凸の様子が明瞭に表示される特徴がある．**図 8.11** を用いて詳しく述べよう．表面探査により，同図のピクセル P_1, P_2, P_3 に対応するワールド空間での座標情報がメモリ内に格納されているとする．これらから，三角形 $P_1P_2P_3$ の面（ポリゴン）の三次元法線ベクトル $\vec{N_1}$ を求めることが可能である．このように，物体表面の位置情報から物体表面を覆う多くの微小な三角形を定め，かつそれらの法線ベクトルを得ることができる．つぎに，得られたこれらの法線ベクトルを用い，さらに仮想光源，面での仮想反射光を想定することによって，**図 8.12** に示すように視点方向への各面（ポリゴン）の明るさを決定する．

8. 超音波三次元表示

図 8.11 シェーディングの説明図

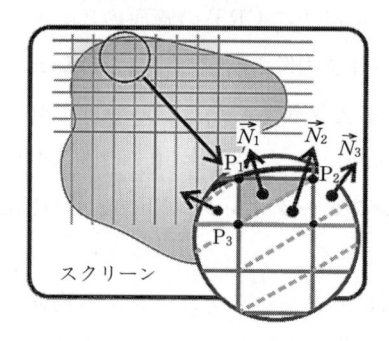

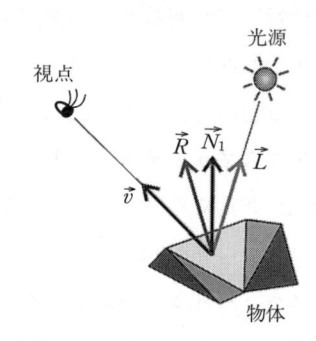

図 8.12 フォンシェーディングによる明るさの決定

これがフォンシェーディング法である．つぎに，この演算式を示す．

$$B = k_a + k_d(\vec{L}\cdot\vec{N}) + k_s\{(\vec{R}\cdot\vec{V})\}^n \tag{8.1}$$

ここで，B はポリゴンに与える明るさの値を表す．単位ベクトル $\vec{L}$, $\vec{R}$, $\vec{V}$, $\vec{N}$ はそれぞれ光線，反射光線，視線，法線を表す．また，k_a は**アンビエント**（ambient：環境光）**係数**と呼ばれるものである．これは，物体の回りからの光を代表するものであり，もしそばに光を反射するものがまったくない世界，例えば宇宙空間のモデルでは，この値は 0 とする．通常，処理をあまり複雑にしないために，アンビエント係数の値は物体の場所によらず一定であるとする．k_d は**デフューズ**（diffuse：拡散反射光）**係数**，k_s は**スペキュラ**（specular：鏡面反射光）**係数**を表す．これらの係数は，作像された結果を見ながら目的に合う感じが得られるように調整する．また，累乗の n によりハイライトの広がり方を変えることができ，小さい値ではハイライトが広がるが，実際の物体では極端にハイライトが広がることはないので，通常 50 ないし 60 の値が用いられる．

多くの三次元ワークステーションでは，グラフィックエンジンと呼ばれるハードウェアを用いて以上の演算を高速に実行している．さらに，隣り合うポリゴンで得られた法線ベクトルから，そのベクトル間の各ピクセルごとに法線ベクトルを，**図 8.13** に示すように補間する．各ピクセルごとに少しずつ異なる明るさの法線ベクトルが補間されるため，物体表面像は，張られた各ポリゴン

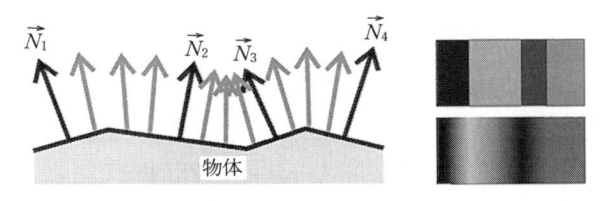

図 8.13 法線ベクトルの補間

の形が目立つことはなく，連続に変化する滑らかな表面像として表示される。これにより，高速でかつリアリティのある三次元像が構築される。

8.4.2 直　接　法

直接法では，視点（view point）からフィールドデータを貫き，後方のスクリーンまで視線（viewing ray）を伸ばし，その線上にあるすべての，またはある範囲のボクセルを用いて，ある種の演算を実行する。そして，視線とスクリーンとの交点に位置するピクセルにその演算値を画像の輝度値として与える（図 8.14）。この可視化法は，**ボリュームレンダリング**（volume renderinig）**法**と呼ばれている。前述の間接法と異なる点は，物体の表面表示のみならず内部の情報をも同時に表示できること，また構築に際し物体表面の探査などを必ずしも必要としない点である。

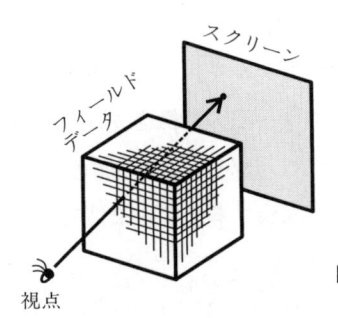

図 8.14 直接法の説明図

この視線上での演算を，例えば視線上のボクセル値をすべて加算する場合には，フィールドデータ内を透かして見たような透過像が得られる。または，視線上のデータの中で最大となる値を見つけ，スクリーン上のピクセル値とする方法（X 線 CT 画像などではこれを maximum intensity projection：MIP と

呼ぶ）などがある．いずれにしても，これら投影法では視点から物体までの距離の情報が含まれないために，この1枚の投影画像からでは立体感が得られにくい．通常は視点を少し移動しながら異なる方向からの画像を逐次構築し，それらの画像を高速に切り換えてアニメーション表示することにより，観測者に立体感を与える方法が取られる．

それに対して，1枚の静止画でも立体感の得られるボリュームレンダリング法が考案された．上述の方法では視線上のボクセル値のみを演算に用いたが，この方法ではさらに各ボクセルごとに不透明度（オパシティ；opacity）α を $0 \leqq \alpha \leqq 1$ の範囲で定義し，この値と先のボクセル値との両者を用いて演算を行う．この方法にも種々の方法が開発されている．

代表的な方法は1988年に発表されたLevoyらの方法で，これが狭義の意味のボリュームレンダリングと呼ばれている．彼らは，各ボクセルに微小片が存在し，その面の法線ベクトルと視線ベクトルや光線ベクトルなどからフォンシェーディングの演算を行い，その値から α を決定するボリュームレンダリングを開発した．このような複雑な演算により，実にリアル感のある可視化が可能となった．特にCTやMRIの装置では，臓器ごとに固有の値をもち，組織を定量的に識別することに優れたデータを提供する反面，臓器を三次元表示する場合には，上記のような複雑な可視化モデルを用いて演算を行う必要がある．超音波データに対しても，同様なモデルを用いて三次元表示することは可能である．ここでは，さらに超音波エコー法の特徴を生かしたボリュームレンダリングの方法について，図8.15 を示しながら説明を加える．

まず，光が物体中を通過するときに減衰するモデルを想定する．各ボクセル

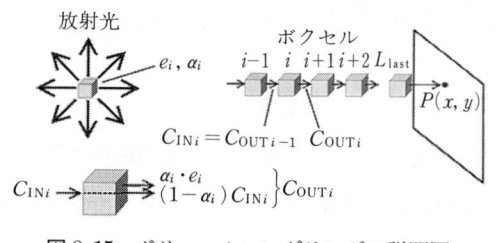

図 8.15 ボリュームレンダリングの説明図

は，この不透明度 α とそのエコー値 e との積に比例した光を無指向で発光するモデルを考える．そこで，i 番目のボクセルに入射する光を $C_{\text{IN }i}$ としたとき，そのボクセルの出力の光を $C_{\text{OUT }i}$ とすると，$C_{\text{IN }i}$ が i 番目のボクセルを通過し，減衰した光の強さは，$(1-\alpha)C_{\text{IN }i}$ である．また，そのボクセルが発光する光の強さは $e_i \cdot \alpha_i$ であるから，結果として i 番目のボクセルからの出力光の強さ $C_{\text{OUT }i}$ は，次式で表せる．

$$C_{\text{OUT }i} = (1-\alpha_i)C_{\text{IN }i} + \alpha_i \cdot e_i \tag{8.2}$$

光線は ray に沿って各ボクセルを通過するので，i 番目のボクセルの入力光 $C_{\text{IN }i}$ は一つ前のボクセルの出力光 $C_{\text{OUT }i-1}$ と等しい．つまり

$$C_{\text{IN }i} = C_{\text{OUT }i-1} \tag{8.3}$$

この輝度値の計算は $i=0$ から始める．ただし，このときの入射光は 0 であるので，$C_{\text{OUT }0} = \alpha_0 \cdot e_0$ である．式(8.2)と式(8.3)を用い，i を一つずつ増しながら順次 $C_{\text{OUT }i}$ を計算し，最後のボクセルになったとき，つまり $i=L_{\text{last}}$ のとき，$C_{\text{OUT }i}$ 値をスクリーンの輝度値とする．ただし，不透明度 α_i の積算値が 1 となったときは，つまり $i=L$ でこの計算を終了して，最後の $C_{\text{OUT }L}$ 値をスクリーンの輝度値とする．スクリーンの (x, y) 座標点上に位置する画像の輝度値を $P(x, y)$ とすると，次式で表せる．

$$P(x, y) = C_{\text{OUT }L} \tag{8.4}$$

ただし，$\sum_{i}^{L} \alpha_i = 1$ or $L = L_{\text{last}}$

この例では，不透明度をエコー値の単調増加関数と定義した．これは，強いエコー値をもつボクセルは不透明度が高いモデルである．種々のボリュームレンダリング法の中には，不透明度を物体の境界面の傾き，すなわち視線ベクトルと境界面の法線ベクトルとの内積により定義するものもある．この例では，ボクセルごとに微小な境界面を仮定し，その境界面の傾きは周囲のボクセルの濃度勾配から決定している．さらに複雑な方法としては，間接法のところで紹介したフォンシェーディングのアルゴリズムを微小面の不透明度演算に用いる方法も行われている．これらの方法は，生体内部にある組織の境界面もより明

瞭に可視化される反面，画像構築にかかる演算量が膨大となる欠点がある。これに対して，不透明度をエコー値のみで決定する先の方法は，超音波エコー法の特性を有効に利用している点と演算量が少ないことから，ボリュームレンダリングのリアルタイム処理に適するなどの特徴を有する。

8.4.3 間接法と直接法の相違

間接法では，しきい値法などにより，三次元エコーデータを一度ポリゴンとよばれる幾何学データに変換する。これにより，ゲームソフトなどで多用されているコンピュータグラフィックス技術をそのまま使用できる利点が生まれる。最近では，パソコンのオプションとして，高速な三次元グラフィックボードが極めて安価に手に入るようになった。このような技術的資産が利用できる点で大変有利であるにもかかわらず，超音波エコーデータの三次元表示には直接法が採用されている。X線CTやMRIデータの場合にも同様な傾向があるが，超音波エコーデータは他のモダリティのデータに比較してノイズが多い。ここでのノイズとは，生体内で音波が散乱し，目的とする位置とは異なる方向からのエコー信号や，生体臓器の境界とは別に生体組織内部にある超音波の波長以下の微小でかつ多数の散乱体からの反射信号などを指す。このようなノイズの多いデータの中から，目的とする臓器や組織を抽出する方法として，上述のしきい値法では十分でない場合が多い。この抽出法についても，興味深い研究が数多くあるが，紙面の都合上省略する。

直接法は，組織の境界抽出は必要がない点で，超音波データの三次元表示に向いている。また，間接法のようにある特定の境界面のみを表示するだけでなく，組織の表面と同時に内部の情報も表示できる点でも優れいている。このような点で，超音波データの三次元表示では直接法が多く用いられるわけである。唯一の欠点は，間接法に比べて三次元画像構築に時間がかかる点であり，このために操作性が悪い点である。つまり，観測したい位置に画像を回転したり，見たいところに切断面を設定し，その断面を観察する場合にその画像操作の応答が遅く，研究用には別としても日常の検査には使用できないでいた。最

近では，コンピュータの処理速度が目覚ましく発達したために，実用レベルに達してきた．また，ボリュームレンダリングを高速に実行できる専用の基板も開発されてきたこともあり，超音波三次元表示が日常の超音波検査になりつつある．

8.4.4 画像構築の手順

直接法，間接法のいずれにしても，画像構築の第一段階としては，オペレータが三次元データ（ここではフィールドデータ）に対して視点やスクリーンの位置を決め，そして種々の処理の後に最終段階では画像を実際のCRT管面上に表示する必要がある．この間，装置ではデータをハードウェアに適した空間に頻繁に変換することが行われている．本節では，前節で説明したスキャンライン法の例をもとに，三次元像を構築するうえで重要となるこれらの空間とそれらの間でのデータ変換法を中心に，三次元画像構築の手順を説明する．

得られた超音波エコーデータが格納される**メモリ空間**（**データ空間**とも呼ぶ），そしてワールド空間と，最後にグラフィック表示装置の表示用メモリ内にある空間（ここでは**表示空間**と呼ぶ）との三つの空間を図8.16に示す．画像構築の第一のステップでは，観測者が対象物を観察する範囲となるビューボリューム（view volume）をワールド座標上に設定する．つまり，オペレータがマウスやダイヤルなどの入力装置を用いて，対話的にビューボリュームを設

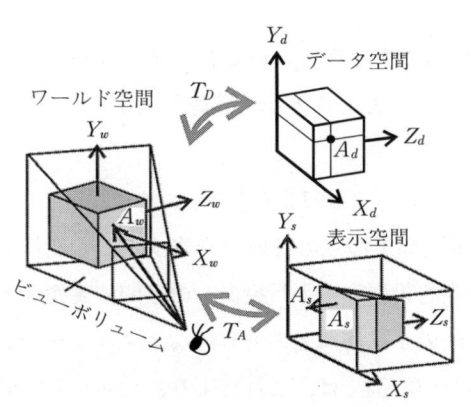

図8.16 作像のための各空間

定する。ここではワールド座標上にフィールドデータを置くことにする。

つぎに，画像構築のアルゴリズムについて簡単に述べる。まず，ビューボリューム内を貫く視線を設定し，この視線に沿って処理を行う。つまり，ビューボリュームの前面から後面にかけて，直接法ではエコー値を直接演算していくことになり，間接法では前述した方法で物体の表面位置の探査を行う。これらはビューボリュームを貫くすべての視線について行われる。

ところで，このときに必要となる視線上のエコー値の情報はデータ空間上にある。したがって，これらの値を参照するためには，ワールド空間からデータ空間への座標変換の関数が必要になる。この座標変換関数は，スキャナの幾何学的な形状により決まり，一般には三角関数で表せる。この変換関数を3×3の行列式 T_D と表すと，座標変換の式は次式として表現できる。

$$[X_d,\ Y_d,\ Z_d]=[X_w,\ Y_w,\ Z_w][T_D] \tag{8.5}$$

この式は，ワールド座標上の任意の点の各方向成分 X_w, Y_w, Z_w から，その点に対応するデータ座標上の点の各成分値 X_d, Y_d, Z_d が得られることを示している。そこで，これを用いて，図8.16のワールド空間上の点 (X_w, Y_w, Z_w) がもつエコー値 $A_w(X_w,\ Y_w,\ Z_w)$ は，データ空間上の点 (X_d, Y_d, Z_d) の値 a となる。そして，物体表面の位置はこの値 a がしきい値 t を超えるときの座標として決定することができる。すなわち，もし $0 \leqq a \leqq t$ ならば点 $A_w(X_w,\ Y_w,\ Z_w)$ は物体表面上の位置になく，もし $a \geqq t$ ならば点 A_w は表面上の点であるとする。

つぎに，A_d が物体表面上の点である場合にはこれを表示座標空間へ変換する。このときの変換式は，一般に三次元アフィン変換式を用いて，次式の行列演算で表すことができる。

$$[X_s,\ Y_s,\ Z_s,\ 1]=[X_w,\ Y_w,\ Z_w,\ 1][T_A] \tag{8.6}$$

ただし，X_s, Y_s, Z_s は表示座標上の点の各成分を表す。この変換式では，座標の回転や平行移動，また中心投影から平行投影への空間の変換などを行うことができる。大括弧 [ ] 内の1は演算上の便宜的なテクニックであり，詳しくは他の専門書を参照願いたい。例えば，これにより，ワールド空間上の点

を X_w 軸について角度 θ 回転移動する場合の変換行列 T_θ を式(8.7)に,また Y_w 軸について角度 ϕ 回転する行列 T_ϕ を式(8.8)に示すと,これらの合成の移動,つまり X_w 軸について θ ,続いて Y_w 軸について ϕ 回転する合成変換行列 T_A は,式(8.9)に示すように行列の積の形で表現することができる。ここで,一般にはこの行列の積は可換ではない,つまり,積の順序を変えることができないので,行列の順序に注意が必要である。可換でないとは,X_w 軸について θ ,続いて Y_w 軸について ϕ 回転した座標の位置と,その逆に Y_w 軸について ϕ 回転してから,X_w 軸について θ 回転した結果とは一般に等しくないことを意味する。

$$[T_\theta] = \begin{bmatrix} 1 & 0 & 0 & 0 \\ 0 & \cos\theta & \sin\theta & 0 \\ 0 & -\sin\theta & \cos\theta & 0 \\ 0 & 0 & 0 & 1 \end{bmatrix} \tag{8.7}$$

$$[T_\phi] = \begin{bmatrix} \cos\phi & 0 & -\sin\phi & 0 \\ 0 & 1 & 0 & 0 \\ \sin\phi & 0 & \cos\phi & 0 \\ 0 & 0 & 0 & 1 \end{bmatrix} \tag{8.8}$$

$[T_A] = [T_\theta] \times [T_\phi]$

$$[T_A] = \begin{bmatrix} 1 & 0 & 0 & 0 \\ 0 & \cos\theta & \sin\theta & 0 \\ 0 & -\sin\theta & \cos\theta & 0 \\ 0 & 0 & 0 & 1 \end{bmatrix} \times \begin{bmatrix} \cos\phi & 0 & -\sin\phi & 0 \\ 0 & 1 & 0 & 0 \\ \sin\phi & 0 & \cos\phi & 0 \\ 0 & 0 & 0 & 1 \end{bmatrix} \tag{8.9}$$

このように,行列演算でワールド空間と表示空間の座標変換を行うことが可能である。ここで,上記3空間を用いた処理の流れを簡単にまとめる。まず,ワールド空間上の点のエコー値はデータ空間から求める。そして,この値は直接法における演算や,間接法における物体表面探査などで使用される。もし,この値がしきい値を超え,物体表面上の点である場合には,この点に対応する

表示空間上の点の座標を求める。以上の操作をビューボリュームを貫く視線のすべてについて行い，物体表面上のそれらの点に対応する表示座標値を得る。最後に，表示座標上の各点を Z バッファ法を用いて CRT 管面である X_s-Y_s 面に投影する。すなわち，同じ X_s-Y_s 面上の座標をもつ複数の点がある場合に，これらの Z_s 値を比較し，それらの中で最も小さな Z 値をもつ点（A_s とする）をスクリーン上の点（A_s'）に投影する。

8.4.5 高速三次元表示

超音波診断装置は，他の画像診断装置と比較して画像を実時間で表示できる大きな特徴をもつ。しかし，超音波三次元表示に関しては，上述したように膨大な量のエコーデータを収集し，かつそれらに対して複雑な処理を施して画像を構築しなくてならない。このため，コンピュータ技術が急速に進歩している現在でも，三次元表示をリアルタイムに表示することは非常に困難である。そこで，三次元表示において視点が固定されるという制限を受け入れるかわりに，実時間で生体の臓器等を三次元に可視化できるユニークな技術が開発された。これは**ボルモードイメージング**（vol-mode Imaging）と呼ばれ，開発コンセプトは以下のものである。

通常，暗闇で写真を撮る場合にはフラッシュをたく。つまり，被写体に光を照射すれば，暗闇でもフラッシュから放射された光が被写体に当たり反射することにより，カメラの前方にある被写体の画像を得ることが可能となる。この場合，反射光の強弱は被写体の表面の凹凸の状態により変化する。光学カメラはこの反射光の強弱の状態を化学的な処理により印画紙に記録する。われわれが写真に写った像を見るとき，そこに写っているものを三次元的に認識できる大きな理由は，写真に写っている画像の輪郭を認識すると同時にその像のもつ濃淡情報が被写体表面の凹凸の状態を反映していることを日常の経験から理解しているからである。ボルモードイメージングでは，この光に代わって超音波を用いる。生体に向けて照射された超音波は生体内部のさまざまな組織境界で反射する。例えば母親の腹壁でも反射するが，生体内部に伝搬した超音波は胎

8.4 画像の構築

児の表面や骨でも強く反射する。これらの反射波の強度は，前述したように，境界面を挟んだ両組織の音響インピーダンスの差を反映しているが，それと同時に，フラッシュ光の場合と同様に，反射面の凹凸の状態によっても変化する。そこで，この超音波エコーを光の反射光に置き換えて画像化することにより，生体内部組織の三次元画像を構成することができる。

図 8.17 に，ボルモードイメージングの視点，光線および投影面の位置関係を示す。この図は，コンベックス型のアレイ振動子が扇状に移動するときの状態を表している。超音波ビームは，アレイ振動子の配列方向に電子走査される。それと同時に，その振動子は配列方向と直角の方向にモータにより機械的に移動する。ここで，電子および機械方向に走査される超音波ビームは，すべて振動子の後方（図では上方）で1点に交わるように設定されている。ボルモードイメージングの最大の特徴は，この超音波ビームの方向と三次元画像を作成する際の光線（レイ）の方向とを一致させた点である。このために，視点は振動子の電子走査方法や振動子の機械的な走査方法に依存し，かつそれらが決まると，視点の位置も一義的に決定される。つまり，視点は固定となり移動することができない。しかし，その代わりに，超音波ビームによりエコー信号が生体から得られると同時に，実時間でエコー信号が得られる順にボリュームレンダリングの演算を実行することが可能である。1回の送信により得られるエコー信号により，三次元画像の1画素分の情報が得れる。したがって，超音波ビームが走査されるに伴って三次元画像が順次つくられることになる。原理的

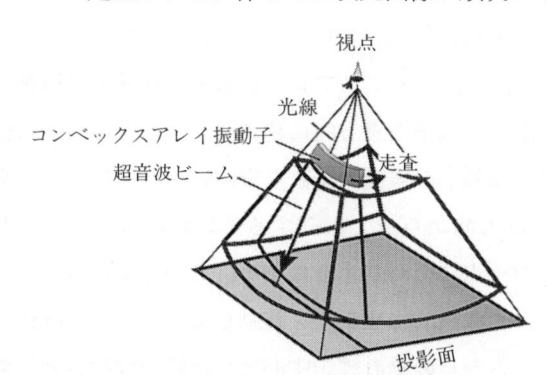

図 8.17 ボルモードイメージングの仕組み

8. 超音波三次元表示

に，これ以上高速に三次元画像を構成する方法はない，まさに真のリアルタイム三次元画像構成法である．

この方式では，エコー信号が得られると同時に演算が開始できるため，膨大な三次元エコーデータを記録することが不要である．また，上述したボリュームレンダリングのアルゴリズムをエコーが受信される順に再帰的に実行するために，演算回路は小規模で実現できる特徴がある．図 8.18 に，この回路の構成図を示す．この回路は，ボリュームレンダリングの式（式(8.2)から式(8.4)）をディジタル演算により実現している．

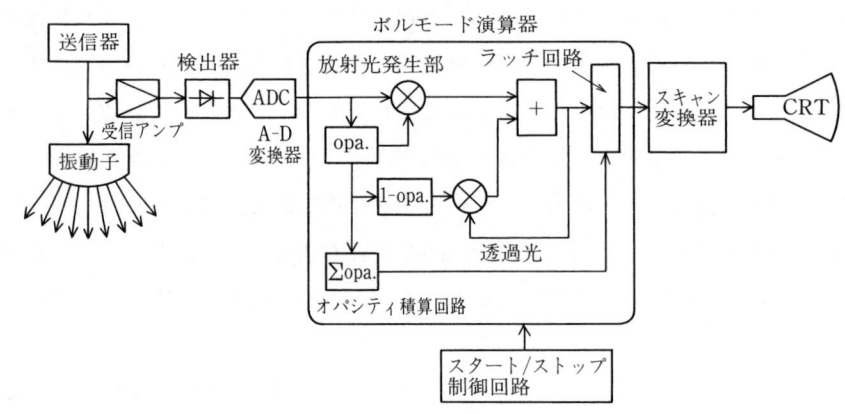

図 8.18　ボルモードイメージングの回路

この影像法では視点が超音波ビームの走査法により決定される点を上述した．これは，超音波ビームの走査を変えると視点が移動することを意味する．そこで，図 8.19 に示すように超音波ビームを少しに偏向することにより，視点を移動することが可能になる．コンベックスアレイ振動子を機械的に移動する場合を仮定し，同図では振動子の電子走査方向に超音波ビームを偏向する様子を示す．通常はコンベックス振動子の表面に垂直な方向に超音波ビームを形成するが，そのビームを垂直線方向から少し偏向するその角度を厳密に調整し，各ビームが振動子の後方で一点に交わるようにする．この点を視点として超音波ビームを電子走査し，かつ機械的に振動子を移動してボルモード画像を構成する．つぎに，超音波ビームをその垂直線を中心とした線対称な方向に偏

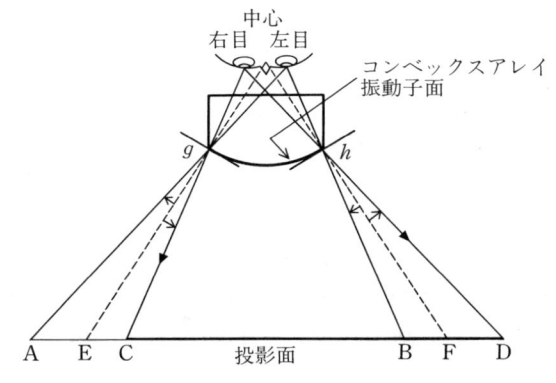

図8.19 視点の異なるボルモードイメージングによる立体視法

向させ，このときの各ビームの交点を視点としたボルモード画像を上記と同様に構成する。つくられたこれらの画像は，例えば右目用，左目用の画像としてCRTに表示し，かつ表示に同期して顔にかけためがねの左右のガラスが不透明となるシステムで立体視することが可能である。この方法により体内の臓器を両眼により立体視することが可能となり，かつボルモードの実時間性と合わせて使用することにより，バーチャルリアリティへの超音波三次元応用が開ける。術中超音波に応用すると，皮膚の下にある血管を実時間で立体的に見ながら，それらを避けて安全に生体にメスを入れることも可能になると思う。

問　　　題

〔1〕 超音波三次元画像構成の処理を大きく三つに分けて説明せよ。
〔2〕 現在，なぜ超音波三次元表示では直接法がおもに使用されているのか，説明せよ。
〔3〕 いまのところ，超音波三次元表示，特に表面表示の対象部位は羊水中の胎児や心臓の弁など臓器表面と液体との境界面を見ることが多い。逆にこの表示で肝臓内にできた悪性腫瘍などを見ることは困難であることが多い。その理由を説明せよ。
〔4〕 超音波三次元画像表示のなかでボルモードイメージング法が原理的に最も高速な三次元画像構築法である理由を，他の方法と比較して説明せよ。

9 血流計測

　この章では，超音波のドプラ効果の原理と，それを利用して生体内の血流速を計測するいくつかの方法について説明を行い，それらの特長と計測の限界を示す。

9.1　超音波ドプラ効果の原理

　音の**ドプラ効果**（Doppler effect）は，われわれが日常よく経験している現象である。例えば，電車に乗っているわれわれには，電車が踏切に近づいているときと，踏切を通過した後とで，遮断機の警戒音の高さ（周波数）が違って聞こえる。なぜ，そのように音の周波数が変化して聞こえるのであろうか。

　図 9.1 において，遮断機の音源を S とし，われわれの耳の代わりに電車内に持ち込んだマイクロホンを R とする。いま，この電車が速度 v_R で遮断機つまり音源 S に向かって移動しているとしよう。このとき S は静止しており，一定の周波数の音を発信している。もし図(a)のようにマイクロホン R も静

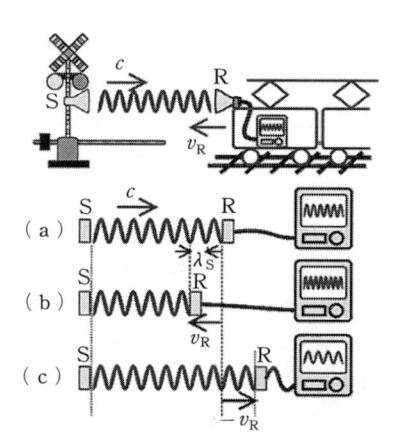

図 9.1　受信器が移動する場合のドプラ効果

止しているならば，このマイクロホンはSが単位時間当りに発信する波の数 f_S（これが音の周波数）と同じ数の波を受信する．つまり，単位時間当りに観測される受信側の波の数 f_R は f_S に等しい，つまり $f_R = f_S$ である．

では，図(b)に示すように，Rが速度 v_R でSに向かって移動しながら音を受信したとするとどうであろうか．このとき，Rは飛来する波に向かって動いているために，静止している場合より多くの波を観測する．つまり，f_R は f_S に，さらに単位時間当りに f_d 個の音の波をより多く観測することになる．このように，ある波動現象を静止して観測する場合と移動しながら観測する場合とで，この波動の観測周波数 f_R が異なる現象をドプラ効果と呼ぶ．

Sの波長を λ_S とすると，移動しているRは静止しているときより，単位時間当り v_R/λ_S 個の波を多く観測することになるので，このときの観測周波数 f_R は

$$f_R = f_S + \frac{v_R}{\lambda_S} \tag{9.1}$$

$\lambda_S = c/f_S$ から

$$f_R = f_S + \frac{v_R}{c} f_S \tag{9.2}$$

ここで，$f_R = f_S + f_d$ と表す．ただし

$$f_d = \frac{v_R}{c} f_S \tag{9.3}$$

この f_d は，ドプラ偏移周波数またはドプラシフト周波数と呼ばれている．

一方，パトカーや救急車が通り過ぎるときにも，サイレンの音の高さ（周波数）が違って聞こえる．これもドプラ効果である．この場合は観測者が静止していて，音源が動いている場合である．

図9.2に示すように，音源Sが速度 v_S でマイクロホンRに近づいている場合を考えよう．静止しているときの音源の波長は λ_S である．音源Sが同じ周波数 f_S で振動しながらRに近づくのであるから，観測される音の波長 λ_R は音源が単位時間当りに移動する距離 v_S を f_S で割った距離 $\Delta\lambda$ 分，静止しているときの波長に比べて短くなる．つまり

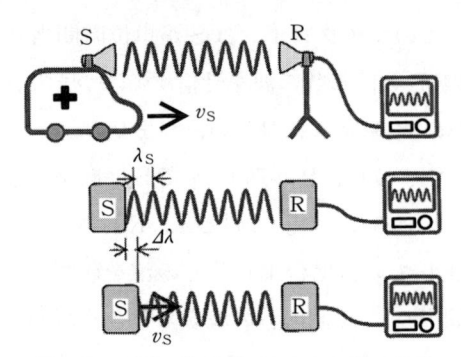

図9.2 音源が移動する場合のドプラ効果

$$\lambda_R = \lambda_S - \Delta\lambda \tag{9.4}$$

ただし，$\Delta\lambda = v_S/f_S$ である。上式は次のように表せる。

$$\frac{c}{f_R} = \frac{c}{f_S} - \frac{v_S}{f_S}$$

式を変形すると，ドプラ偏移周波数 f_R は

$$f_R = \frac{1}{1 - \dfrac{v_S}{c}} f_S \tag{9.5}$$

と表せる。ここで $v_S/c \ll 1$ であり

$$\frac{1}{1-x} \approx 1 + x$$

ただし，$x \ll 1$ の近似を用いると，式(9.5)は

$$f_R = \left(1 + \frac{v_S}{c}\right) f_S = f_S + f_d \tag{9.6}$$

となる。$v_R = v_S$ のとき，この式は式(9.2)と同じになり，音源が移動しても逆に観測側が移動していても，それらによるドプラ効果の影響はほぼ等しいことを意味する。

ところで，超音波診断装置では探触子から超音波を送信し，生体組織から戻ってくる超音波エコーを同じ探触子で受信している。この場合のドプラ効果を解析しよう。まず初めに，反射体に音源Sがあり，それが速度 v で移動して

いると仮定する.このとき,静止している振動子で観測される超音波周波数を f_R とすると,これらは式(9.6)から

$$f'_R = \left(1 + \frac{v}{c}\right) f_{ST} \tag{9.7}$$

となる.この式ではこの反射体の音源の周波数を f_{ST} と表した.しかし実は,Sはエコーであり,これは移動する反射体で観測された受信超音波周波数 f_R をもつ音源として考えることができる.そこで,f_{ST} は式(9.2)から

$$f_{ST} = f_S + \frac{v}{c} f_S \tag{9.8}$$

と表せる.これを式(9.7)に代入し

$$f'_R = \left(1 + \frac{v}{c}\right)^2 f_S = \left(1 + 2\frac{v}{c} + \left(\frac{v}{c}\right)^2\right) f_S \tag{9.9}$$

を得る.超音波を用いた血流計測の場合には $v/c \ll 1$ であるので,近似的に

$$f'_R = f_S + 2\frac{v}{c} f_S \tag{9.10}$$

を得る.つまり移動する反射体から得られるエコー信号は

$$f_d = 2\frac{v}{c} f_S \tag{9.11}$$

のドプラシフト周波数を生じる.この式は超音波血流計測の際に非常によく使用される式である.

さて,式(9.11)から,流速 v は

$$v = \frac{c}{2f_S} f_d = \frac{\lambda}{2} f_d \tag{9.12}$$

と表せる.しかし,血液は必ずしも超音波ビーム方向のみに流れているわけではない.そこでわれわれは上記の方法により,まず血流のビーム方向の速度成分 v を求める.そしてつぎに,血流と超音波ビームとがなす角度 θ をBモード画像上で計測する(**図9.3**).通常,診断装置では操作者がトラックボール等を用いて血管の方向を装置の管面で指示すると,後は装置が自動的に角度を計算し,以下の式で血流値を表示するようになっている.このとき,装置ではつぎの式により,血流速度を求めている.

図 9.3 流速計測の角度補正

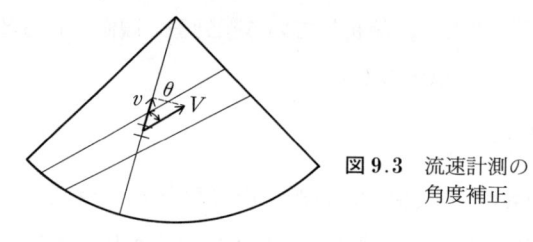

$$V = \frac{v}{\cos \theta} = \frac{\lambda}{2 \cos \theta} f_d \tag{9.13}$$

この式からわかるように,θ が大きくなるにつれて,式(9.13)の分母にある $\cos \theta$ の値は小さくなる。このため,θ が大きな状態ではこの角度の小さな変動でも V の値が大きく変化することとなり,ドプラ計測の精度に大きく影響することを意味する。θ が 90°,つまり超音波ビームと血流が直交する場合には,$\cos \theta = 0$ となり,血流速度を求めることはできない。したがって,精度よく血流速度 V を求めるには,できる限り θ が小さくなるような方向に超音波ビームを設定することが重要である。

ここで,ドプラ効果を別の視点から見てみよう。探触子から送波される連続超音波をつぎの複素数の形で表すと,送波の形はこの実部にあたる。

$$A_s \exp(j2\pi f_s t) \tag{9.14}$$

ただし,A_s は送波された超音波の振幅を,f_s は周波数を表す。

速度 v で探触子に向かって動く反射体から得られるエコー信号は,つぎに示す複素式 $e(t)$ の実部として観測される。

$$e(t) = A \exp j2\pi\left(1 + \frac{2v}{c}\right) f_s (t - \tau_0) \tag{9.15}$$

さらに,この式を

$$e(t) = A \exp j2\pi S f_s (t - \tau_0) \tag{9.16}$$

と表す。ただし,A はエコー信号の振幅を表す。$\tau_0 = l/c$,l は探触子から反射体までの初期距離を,また係数 S は

$$S \equiv 1 + 2\frac{v}{c} \tag{9.17}$$

である。さらに式(9.16)は

$$e(t) = A \exp j2\pi f_s (St - \tau_v) \tag{9.18}$$

と表すこともできる。ただし，$\tau_v = S\tau_0$ である。

上記の S は，ドプラ効果を表す係数である。つまり，反射体が静止している場合には $v=0$ であるから，$S=1$ となる。しかし，$v>0$ では $S>1$，逆の方向に反射体が移動する場合では $v<0$ で $0<S<1$ となる。つまり，周波数軸上でドプラ効果を考えたとき，式(9.16)が示すような送信時の周波数 f_s がエコー信号では周波数が Sf_s となる点である。一方，式(9.18)では St と時間に係数 S が掛かった式となっている。この式から，ドプラ効果は観測系の時間軸を S 倍する，つまり時間軸を伸縮させるはたらきと考えることもできる。

9.2　ドプラ周波数の計測

心臓内を流れる血液の速度は，正常値で 1 m/s 前後である。このような血流速度で生じるドプラ周波数を，前節の式(9.11)を用いて具体的に計算してみると，その周波数は非常に小さいことがわかる。例えば，中心周波数 f_s を 3 MHz，音速 c を 1 530 ms，血流速 v を 1 m/s とすると，ドプラ周波数 f_d はわずかに 4 KHz 程度である。つまり，3 MHz の超音波で送信すると，この血流から得られるエコー信号の周波数は 3.004 MHz である。これは，送信波の基本周波数からわずかに 0.1 ％程度偏移したドプラ周波数を，正確に検出する必要があることを意味する。このような周波数のわずかな変化を，波形観測に用いるオシロスコープなどで直接読み取ることは不可能である。

そこで，多くの診断装置では，基準信号との干渉法によりこのわずかな周波数の変化を計測する方法が採られている。この原理を，**図 9.4** を用いて説明する。図の(a)と(b)に示す波形の周波数はわずかに異なっている。しかし，一見して，この違いをみることは困難である。ところが，(c)のようにこの両者を重ねてみると，それらの波形のずれが明瞭となり，違いがわかりやすい。さらによく見ると，それらの干渉が周期的である様子が観察される。しかも，この干渉の周期は二つの周波数の差に比例していることが予想できる。この点

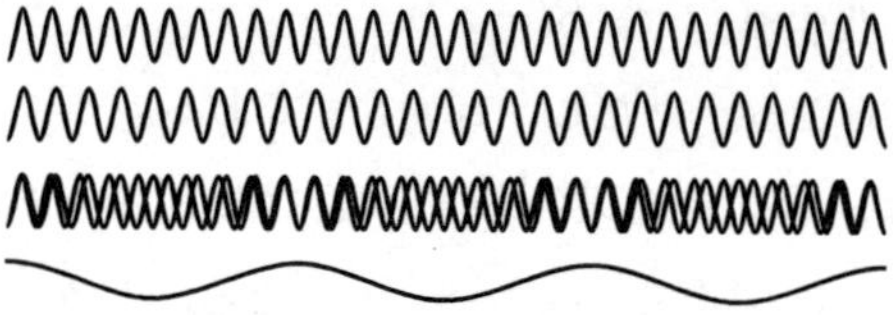

```
（a）  f₁    〰〰〰〰〰〰〰
（b）  f₂    〰〰〰〰〰〰〰
（c）f₁ and f₂ 〰〰〰〰〰〰〰
（d）f₁−f₂   ∿∿∿∿
```

図9.4　ドプラ信号の検出

について，数式を用いて少し詳しく考えてみよう。

（a）と（b）の波形をそれぞれ f_1 と f_2 の周波数をもつ正弦波とすると，次式で表せる。ただし，f_d をドプラ周波数とし，$f_1=f_0+f_d$ とする。つまり，f_0 を基準としたとき，f_1 が f_d 分ドプラシフトしている状態を想定している。

$$\text{波形（a）}\ ;\ g_1(t)=\sin 2\pi f_1 t=\sin 2\pi (f_0+f_d)t \tag{9.19}$$

$$\text{参照波形（b）}\ ;\ g_0(t)=\sin 2\pi f_0 t \tag{9.20}$$

この二つの波形を掛け合わせ，定数倍（ここでは便宜上2倍）する。定数倍は振幅だけを変えるためで原理は変らない。

$$G_1(t)\equiv 2g_1(t)\cdot g_0(t)$$
$$=2\sin 2\pi(f_0+f_d)t\cdot\sin 2\pi f_0 t \tag{9.21}$$

この式を変形すると，次式のように異なる周波数成分をもつ二つの正弦波に分解できる。

$$G_1(t)=\cos 2\pi f_d t-\cos 2\pi(2f_0+f_d)t \tag{9.22}$$

この関数を**低域透過型フィルタ**（LPF：low pass filter）に通し，低周波数成分のみを通過させると

$$R(t)\equiv[G_1(t)]_{\text{LPF}}=\cos 2\pi f_d t \tag{9.23}$$

となる。ただし，[　]_LPF は LPF を通す関数を表す。これはドプラ周波数 f_d の波である。この波形を図9.4の（d）に示す。

つまり，周波数がわずかに異なる二つの関数を互いに掛け合わせ，さらに LPF で高周波成分を取り除くことにより，両者の周波数のわずかな差の周波数をうなりの信号として検出することが可能であり，これにより非常に高感度に，ドプラ偏移周波数 f_d を検出することができる。このことを視点を変えて周波数領域でみてみよう。**図9.5**の（a）と（b）は，周波数 f_1 と f_0 の信号のス

9.2 ドプラ周波数の計測

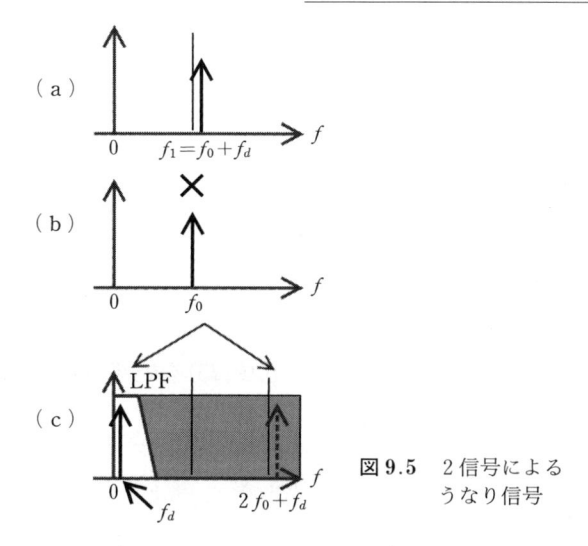

図 9.5 2 信号によるうなり信号

ペクトラムをそれぞれ表す．そして，これら両者の信号をたがいに掛け合わせたときに生じる信号のスペクトラムを，(c) に示す．この (c) のスペクトラムは，式 (9.21) と式 (9.22) で説明してきたように，二つの信号の周波数 f_1 と f_2 の和と差の周波数成分に変換された結果である．つまり，ほぼ 2 倍の周波数と，うなりにあたる低周波の周波数 f_d との二つの成分をもつ信号のスペクトラムである．そこで，LPF を用いて不要な高い周波数成分を取り除くと，ドプラ周波数 f_d の信号のみが得られる．図では，ハッチの掛かった領域のスペクトラム成分が取り除かれることを示している．

ところで，上記の方法では高感度にドプラシフト周波数を検出することはできるが，f_d の極性を検出できない欠点がある．すなわち，近づく流れか離れる方向の流れかを知ることができないのである．そこで，その問題を解決する一つの方法として，つぎに述べる**直交検波**（quadrature-phase detector）**方式**が用いられている．

直交検波方式では，参照波として送信波と同じ位相をもつ連続波信号と，さらにその信号の位相が 90 度ずれた連続波の両方を用いる．例えば，送信波が sin 関数であれば他方として cos 関数を用いる．先ほどは，ドプラシフトを受けている関数 $g_1(t)$ に参照波として sin 関数を掛けたが，今度は cos 関数を掛

けてみよう。

$$G_2(t) \equiv 2g_1(t) \cdot \cos 2\pi f_0$$
$$= 2 \sin 2\pi (f_0+f_d) t \cdot \cos 2\pi f_0 t$$
$$= \sin 2\pi f_d t + \sin 2\pi (2f_0+f_d) t \qquad (9.24)$$

この信号を LPF に通してドプラ周波数成分をもつ信号のみ取り出すと

$$I(t) \equiv [G_2(t)]_{\text{LPF}} = \sin 2\pi f_d t \qquad (9.25)$$

を得る。

ここで，式(9.23)を複素数の実部に，式(9.25)を虚部の成分にそれぞれ対応させ，次の複素数 $\dot{Z}(t)$ を定義する。

$$\left.\begin{aligned}\dot{Z}(t) &\equiv R(t)+jI(t)\\ &= \cos 2\pi f_d t + j \sin 2\pi f_d t\\ &= \exp(j2\pi f_d t)\\ &= \exp(j\omega_d t)\end{aligned}\right\} \qquad (9.26)$$

ただし，$\omega_d = 2\pi f_d$

このように複素数で表すことができると，f_d の極性は角速度 ω_d の回転方向として検出が可能となるのである。このため，血流速度が得られるほとんどの超音波診断装置でこの方式を採用している（図 9.6）。

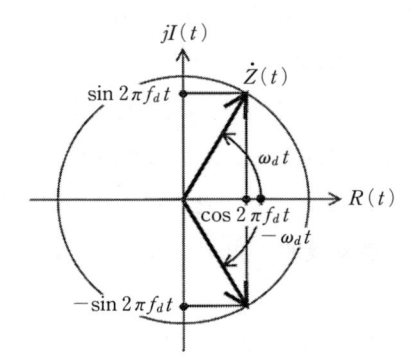

図 9.6 ドプラ偏移の複素数表現

9.3 CW ドプラ法

9.3.1 特徴

　連続波ドプラ法は，continuous wave の頭文字をとって **CW ドプラ法** とも呼ばれる。この方法は原理が比較的単純であり，この意味でドプラ計測法の基本となる。現在も，これから述べるいくつかの特徴から，日常非常によく使用されている方法である。エコー法において連続波を用いるためには，**図 9.7** のように，超音波の送信用と受信用のそれぞれ専用の振動子が必要である。送信用の振動子からは絶えず音が放出され，超音波ビーム方向に伝搬する。同時に，受信用の振動子では，このビーム上の反射体からの反射波を絶えず受信している。このため，血流速の測定範囲は，ほぼビーム全体となる。この範囲に掛かる血流は，すべて流速検出の対象範囲となる。これが CW ドプラ法の一つの大きな特徴である。もう一つの特徴は，後章で詳しく説明するが，パルスドプラ法で問題となる血流速測定における"折り返し現象"がない点である。これは，心臓の弁疾患で起こる血液の逆流や弁狭窄で起こる非常に高速なジェット流の計測には，欠かせない特徴である。

　図 9.7 では，凹面振動子を二つに分割してそれらを送信用と受信用とに割り当てた CW ドプラ用の振動子の例を示したが，最近ではアレイ振動子を用い

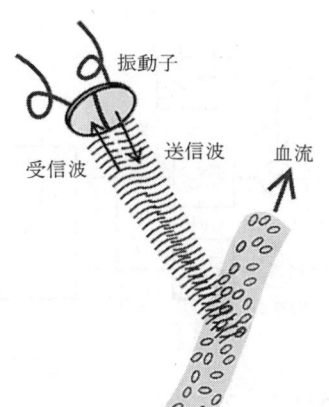

図 9.7　CW ドプラの説明図

た steerable CW Doppler（略して **STCW ドプラ**ともいう）が一般的になってきた。これは，アレイ振動子を送信用と受信用の二つのグループに分けて使用する。この方法では，各アレイ振動子で送受信される超音波の位相を制御し，この連続超音波の超音波ビームを任意の方向に向けることを可能としたものである。

9.3.2 装　置　化

ドプラ信号の検出には，前節で説明した直交検波方式がよく用いられる。その具体的な構成図を**図 9.8**に示す。クロック発振器でつくられた連続波は送信信号として送信用の振動子に送られ，そこで連続超音波の発信が行われる。一方，受信されたエコー信号は増幅器（AMP）で増幅された後，二つの乗算器（mixer ともいう）に送られる。この一つの乗算器では，送信波と同位相の信号とエコー信号との掛け算が行われる。これは，式(9.21)を実現することにあたる。他方では，位相制御器により送信波の位相から 90 度ずれた信号がつくられ，この信号とエコー信号との乗算が行われる。これは式(9.24)に相当する。乗算器からのいずれの出力信号もそれぞれ low pass filter（LPF）に送られ，高周波成分が除去された後，実部 $R(t)$ と虚部 $I(t)$ の複素数信号 $\dot{Z}(t)$ として扱われる（式(9.23)，式(9.25)と式(9.26)を参照）。これらは複素

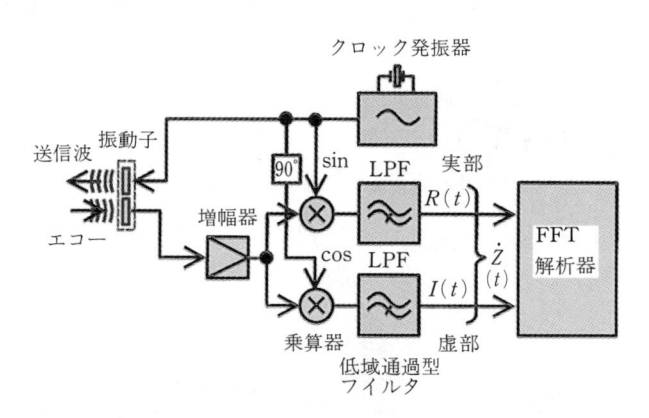

図 9.8　CW ドプラ装置

型の高速フーリエ（FFT）解析器に送られ，ドプラ周波数 f_d が演算される。さらに，式(9.13)を用いて流速値が得られることになる。

　CW ドプラ装置の開発で重要な点は，信号が通過する上記の各ブロックの線形性をいかに確保するかにある。これを，信号振幅に対する**ダイナミックレンジ**と呼ぶ。すなわち，CW ドプラ装置ではいかに広いダイナミックレンジを確保するかにより，ドプラの検出感度が左右される。その理由を説明する。初めに置かれている AMP は，すべてのエコー信号が必ず通過するために，特にその線形特性が要求される。もし，このアンプの特性があるレベル以上の振幅をもつ信号に対して増幅特性が飽和する，つまりこのレベルでの入出力特性が非線形特性になっていると仮定する。入力信号 e_{IN} がアンプの飽和領域に達するとき，その出力信号 $e_{OUT}(t)$ が以下の近似式で表現できるとしよう。

$$e_{OUT}(t) = K_1 e_{IN}(t) + K_2 \{e_{IN}(t)\}^2 + K_3 \{e_{IN}(t)\}^3 + K_4 \{e_{IN}(t)\}^4 \cdots$$
$$\cong K_1 e_{IN}(t) + K_2 \{e_{IN}(t)\}^2 + K_3 \{e_{IN}(t)\}^3 \tag{9.27}$$

いま，ω_0 と $\omega_0 + \omega_d$ との角速度をもつ二つの信号が同時に受信されているとする。ω_0 を超音波の基本角速度，ω_d をドプラ偏移角速度とする。ただし，$\omega_0 = 2\pi f_0$ である。そこで入力信号を次式として表す。

$$e_{IN}(t) = a_1 \cos(\omega_0 + \omega_d) t + a_2 \cos \omega_0 t \tag{9.28}$$

アンプの出力信号は式(9.27)に式(9.28)を代入して得られる。

$$e_{OUT}(t) = K_1 \{a_1 \cos(\omega_0 + \omega_d) t + a_2 \cos \omega_0 t\}$$
$$+ K_2 \{a_1 \cos(\omega_0 + \omega_d) t + a_2 \cos \omega_0 t\}^2$$
$$+ K_3 \{a_1 \cos(\omega_0 + \omega_d) t + a_2 \cos \omega_0 t\}^3 \tag{9.29}$$

これらを展開すると大変複雑な式となるので，ここでは主要な項のみを抜き出して説明を行う。また，各三角関数の前にある係数はその周波数成分をもつ信号の振幅を示すが，周波数自体には影響しない。ここでは周波数に注目し，それらを議論をするので，便宜上これらの係数をすべて省略する。式(9.29)の2乗の項は

$$\{\cos(\omega_0 + \omega_d) t + \cos \omega_0 t\}^2$$
$$= \cos^2(\omega_0 + \omega_d) t + 2 \cos(\omega_0 + \omega_d) t \cdot \cos \omega_0 t + \cos^2 \omega_0 t$$

$$\Longrightarrow 1+\cos 2(\omega_0+\omega_d)t+\cos(2\omega_0+\omega_d)t+\cos \omega_d t+1+\cos 2\omega_0 t \tag{9.30}$$

と展開できる。だだし，式変形の際に係数を無視するため，等号の代わりに「$\Longrightarrow$」の印を用いることにする。

式(9.30)に $\{\cos(\omega_0+\omega_d)t+\cos \omega_0 t\}$ を乗じたものが式(9.29)の3乗の展開項にあたる。そこで，その中から，式(9.30)の第2項目と $\{\cos(\omega_0+\omega_d)t+\cos \omega_0 t\}$ との積の項を抜き出すと

$$\cos 2(\omega_0+\omega_d)t \cdot \{\cos(\omega_0+\omega_d)t+\cos \omega_0 t\}$$
$$= \cos 2(\omega_0+\omega_d)t \cdot \cos(\omega_0+\omega_d)t + \cos 2(\omega_0+\omega_d)t \cdot \cos \omega_0 t$$
$$\Longrightarrow \cos 3(\omega_0+\omega_d)t + \cos(\omega_0+\omega_d)t + \cos(3\omega_0+\omega_d)t + \cos(\omega_0+2\omega_d) \tag{9.31}$$

となり，最後の項の $\cos(\omega_0+2\omega_d)$ は2倍のドプラ周波数の角速度をもつことになる。

同様に，式(9.29)の3乗の展開項の中から式(9.30)の第6項目（最後の項）から得られるものを抜き出すと

$$\cos 2\omega_0 t \cdot \{\cos(\omega_0+\omega_d)t+\cos \omega_0 t\}$$
$$\Longrightarrow \cos(3\omega_0+\omega_d)t+\cos(\omega_0-\omega_d)t+\cos 3\omega_0 t+\cos \omega_0 t \tag{9.32}$$

となり，この第2番目の項の $\cos(\omega_0-\omega_d)t$ は極性の逆の角速度が現れることを表している。

図9.9にアンプの非線形特性とその特性によりひずんだ信号のスペクトラムの様子を示し，以上の議論をまとめる。このように一度ひずんでしまった後の信号には，たくさんのドプラスペクトラムが生じてしまう。このため，どのスペクトラムが正しい流速値を表すのか区別がつかなくなる。このような状態では，もはや正確な流速を求めることは不可能である。

血球から得られる超音波エコー信号は非常に微弱である。それにもかかわらず，CWドプラ法における受信信号は非常に大振幅の信号となることが多い。これは，CWドプラ法ではサンプルボリュームが広範囲となるために，**図9.10**に示すように血液からのエコーと同時に他の生体組織からの大振幅のエコーを

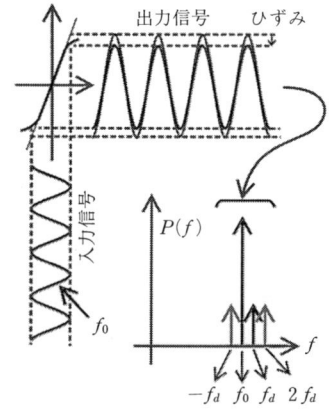

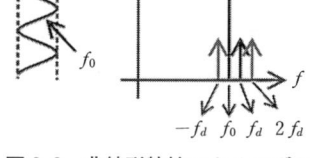

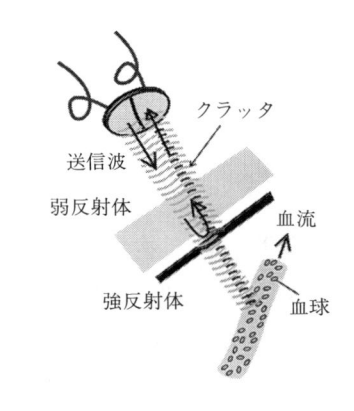

図 9.9 非線形特性によるひずみ　　**図 9.10** クラッタ信号

受信することになるからである。微弱な血球からの信号からドプラ周波数を高感度に検出するには，高い利得の増幅器を使用する必要がある。ところが，組織からの大振幅のエコー信号が血球からのそれに比べて百倍～千倍（40～60 dB）も大きいため，この増幅器は広いダイナミックレンジが必要となる。ドプラ計測で阻害となるこのように大きな信号を，レーダ用語から名付けて**クラッタ信号**と呼ぶ。

先に紹介したステアラブル CW ドプラ装置では，この点が特に重要である。この装置ではアレイ振動子を用いたビームフォーミングを行うために，フロントエンド部（超音波診断装置において振動子から表示回路までの一連の信号処理回路のうちの最先端部分の総称）は，プリアンプをはじめ多くの遅延線やアナログスイッチなどから構成されている。これらの多くの素子を用いた回路は，上記の理由から，広いダイナミックレンジ特性がそれぞれに要求される。

つぎに，SN 比のよい送信波が要求される点である。クラッタ信号は上記のように組織から反射してきた超音波である。このため若干は減衰はするものの，大振幅の信号であり，かつ送信波の複製（replica）である。したがって，もし送信波にノイズが含まれているとそのノイズも送信波に乗り，しかも送信波の SN 比がほぼそのまま保持された状態でクラッタ信号内に入り込むことになる。もし，このクラッタ信号の SN 比が，いま 40 から 60 dB 程度であった

と仮定すると，血球からのドプラ信号はクラッタ信号に比べて 40 から 60 dB も小さいのであるから，もはや血球からのドプラ信号はクラッタ信号に重畳したノイズに埋もれて検出できないことになる。CW 装置の設計において，送信波の SN 比やクラッタの対策が非常に重要である。

9.3.3 FFT 表 示

FFT とは fast Fourier transform（高速フーリエ変換）の略であるが，ここでは直交検波信号（複素信号）のスペクトル解析を高速に行い，さらにそれらのスペクトル成分を流速値に変換する回路部を指すことにする。FFT については，詳しくは数学書を参考願いたいが，ここでは次式を離散値として高速にデジタル演算するものと定義する。

$$S(f) = \int_{t_1}^{t_2} \dot{Z}(t) \exp(-j2\pi f t)\, dt \tag{9.33}$$

ここで，$\dot{Z}(t)$ は直交検波後の複素ドプラ信号，$S(f)$ はスペクトラムを表す。またパワースペクトラムは次式で算出される。ただし，$S^*(f)$ は $S(f)$ の共役複素数を表す。

$$P(f) = S(f) \cdot S^*(f) \tag{9.34}$$

図 9.11 に FFT 表示の一例を示す。FFT 表示とは，FFT 解析された流速スペクトラムを縦軸にそして時間軸を横軸に設け，そのスペクトラムが時々刻々と変化する様子をパターンとして表示するものである。単に**ドプラパターン表示**と呼ぶこともある。

この表示の特長は，表示の輝度がスペクトラムのパワーに比例していること

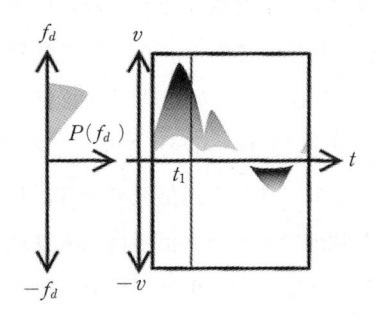

図 9.11　FFT 表示（ドプラパターン表示）

から，流速の時間変化のみならず，どの流速に集中しているかなどの流速分布も同時に観察することができる点である。これは，任意の時刻におけるサンプルボリューム内の血球の流速分布であり，この分布の積分値は流れている血液量に比例する。同図の $P(f_d)$ は，時刻 t_1 での流速の頻度分布を表している。このように，ある時点で広いスペクトラム分布を示す場合には，その時刻にサンプルボリューム内に速く移動する血球からゆっくりと動いているものまで，幅広い血球の流れの分布があることを示している。そして，すべての速度成分が正の範囲にあることから，その流れは振動子の方向にかって流れていることなどが読み取れる。

9.4 PW ドプラ法

9.4.1 PW 法によるドプラ信号の検出

PW とは pulse wave (**パルス波**) の略であり，このパルス波を用いて血流計測を行う方法を **PW ドプラ法** と呼ぶ。この方法では，CW ドプラ法と異なり，サンプルボリュームを小さくすることが可能であり，指定した局所的な部位での血流速を求めることが可能となる。しかし，このため流速の計測範囲に制限が生じるなどの欠点もある。以下これについて説明する。

まず，PW ドプラ装置では，原クロックから**図 9.12** に示すような連続波である参照波 (reference wave) をつくり，この一部を切り出して，送信波 Tx をつくる。これは，送信波が毎回参照波に対して同じ位相で送信されるようにするためである。こうすることにより，例えば 1 回目の送信で得られるエコー信号 E1 から順に 4 回目のエコー信号を E4 とすると，これらエコーの位相が参照波と比較して，毎回どの程度の速度で変化するかを正確にみることができる。

いま，超音波パルスが送信されてから t_g 後にエコーが返ってきたとする。B モード画像の原理のところで述べたように，音速 c を一定とすると，このときターゲット (エコーを生じるものの意味からエコー源とも呼ぶ) は $l=t_g c/2$

136　9. 血流計測

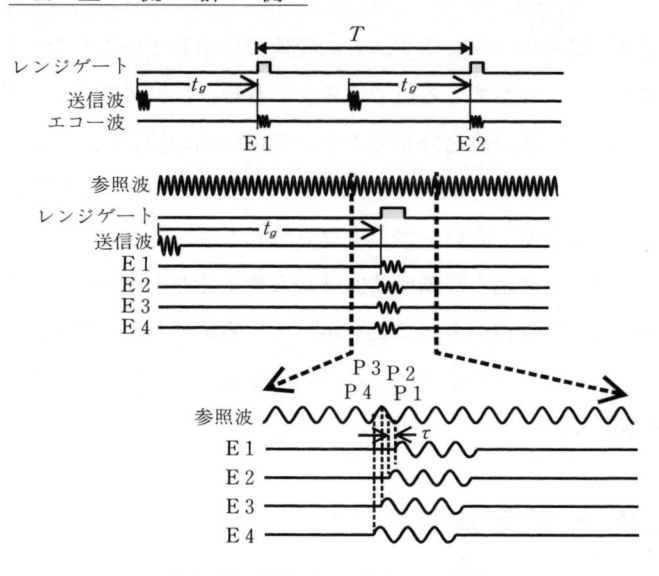

図 9.12 送信パルスとエコー信号

の距離だけ振動子から離れた位置にあることがわかる．しかも，もしこのエコー源が移動している場合にはわずかながらドプラ効果が生じているため，原理的には1回のパルス送信でもそのエコー信号のスペクトル解析から，ターゲットの移動情報を得ることができる．

　実際にはどうであろうか．例えば，超音波のパルス幅を 1 μs としよう．パルスのスペクトラムの広がりは，ほぼパルス幅の逆数で表せるので，1 MHz である．実際の血流から得られるドプラ偏移周波数は，前述したように，高々 4 KHz 程度である．したがって，この 1 MHz もの幅広いスペクトラムが，わずかに 4 KHz 程度シフトしたことを，どのように正確に検出したらよいであろうか（**図 9.13** を参照）．1回の送信で振動子からターゲットまでの距離を求

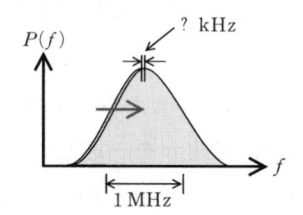

図 9.13 1 パルスによるドプラシフト周波数

めることは可能であるが，ドプラシフト周波数を得ることは実際には不可能である。

9.4.2 時間領域でのPWドプラ信号処理

そこで，実際の装置では，送信パルスの繰り返しを利用して，この検出能を高めている。前の図9.12に戻ってこの方法を説明しよう。送信パルスの繰り返し周期の時間を T [s]とし，ターゲットが速度 v [m/s]で振動子の方向に移動していると仮定しよう。1回目の送信時から1回目のエコー信号E1が得られるまでの時間を t_g とする。2回目の送信時から2回目のエコー信号E2が得られるまでの時間は，1回目の場合より少し時間が短くなる。この理由は，送信時からつぎの送信までの時間が T 秒であり，この間にターゲットが手前に移動しているからである。つまり，ターゲットが振動子の方向へ近づいた距離 Δl は，$\Delta l = vT$ と表せる。したがって，1回目の送信より少し短くなった時間を Δt とすると，$\Delta t = 2\Delta l/c$ である。しかし，この Δt の時間も T に比べてごくわずかな変化量であり，直接オシロスコープなどで計測することは難しい。そこでCWドプラ法のところで用いたと同様に，このエコー信号のわずかな時間のずれを参照波との位相の変化としてとらえることにする。

図9.14に，具体的なPWドプラ法のブロック図を示す。直交検波回路まではCWドプラ法の場合とほぼ同じである。しかし，送信波をパルスとするための送信ゲート（Tx gate）と，エコー信号の中からある深さの流速のみをサンプルするためのレンジゲート（range gate：RG）と，そのサンプルゲート内の情報を積分してホールドする積分器（integrator）とサンプルホールド（sample/hold：S/H）回路が付加されている点が異なる。また主要なブロックの出力（図9.14の(a)～(g)）で観測される信号の波形を**図9.15**の(a)～(g)に対応させて示す。

参照波（図9.14の(a)）を送信ゲート（Tx gate）に入力することにより，送信パルスがつくられ，そのパルス波を周期 T で送信する。返ってきたエコー信号は直交検波を受けたのち，計測する位置のみの信号を取り出すための

138　9. 血流計測

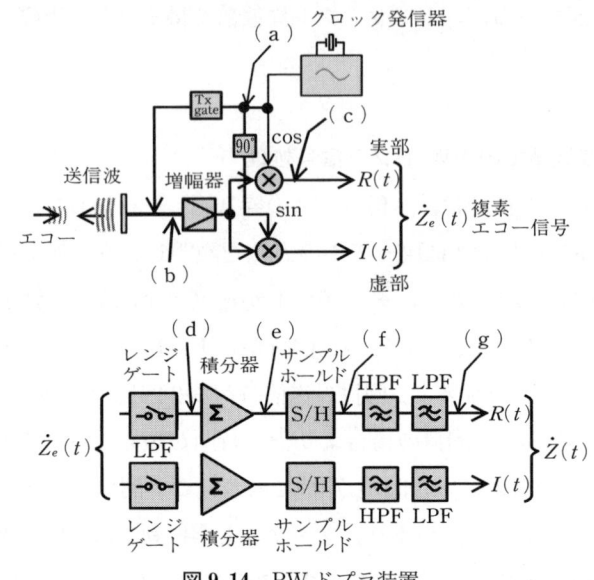

図9.14 PWドプラ装置

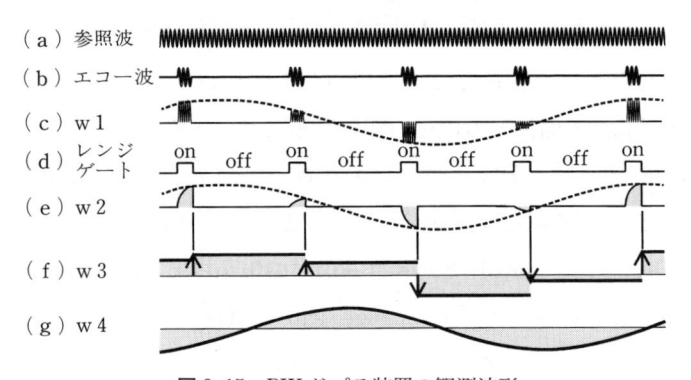

図9.15 PWドプラ装置の観測波形

RGに送られる．さらに，RG内の平均値を得る目的と同時にSN比を上げるために，RG内の信号は積分される．図9.14の(e)に示すこの積分値は，S/H回路でサンプルされ，ホールドされる．これによりドプラ信号の電力を増加させ，さらに十分なSN比を確保することができる．(g)はサンプルホールドされた(f)の波形をLPFに通し，余分な高周波成分を除去し，滑ら

かなドプラ周波数信号にした波形である。したがって，この信号を図9.8と同様にFFT解析部で解析することにより，ドプラパターン表示が可能となる。

9.4.3 周波数領域でのPWドプラ信号処理

以上では，ドプラ装置の信号処理の流れを時間領域で考えてきたが，今度はそれらの各信号処理を周波数領域で考えてみよう。流速パターンを表示するFFT表示では，ドプラ信号の周波数スペクトラム分布（正確にはパワースペクトラム）を求める。そして，ドプラ周波数が流速に比例することから，周波数軸に適切な比例定数を掛け，その周波数スペクトラムを流速分布として表示しているのである。つまり，CRT上に表示されているものはドプラの信号の周波数分析結果である。このように，ドプラ装置は周波数分析の結果を表示するものであるため，周波数領域でドプラ信号処理の流れを理解することは，装置の理解に大変役立つ。そこで図9.16と図9.17とに分けて，その各部での時間軸波形とそれに対応する周波数軸上でのスペクトルの両方を示し，ドプラ信号処理を詳しく考えて見よう。

いま，振動子に近づく方向に移動するポイントターゲットから，超音波を受信したと仮定する。このときのエコー波形は，図9.16の右端に示す，繰り返し周期 $t_r-\tau$ のパルス波形である。ここで，t_r は送信パルスのパルス間隔を表す。また，送信とつぎの送信の間にターゲットが移動するので，パルスの伝搬路が短くなる。その結果，エコー信号の時間間隔も，その分，縮む。τ はその縮小分を表す。

さて，このように周期性のあるエコー信号のスペクトルは，図9.16の(a)に示すような線スペクトルとなる。そして，その線スペクトルの間隔は，周期 $t_r-\tau$ の逆数の周波数間隔となる。ここで，この線スペクトル全体のパワーを S_0 とする。参考のために，その下の破線の枠に示されるように，1発のエコーのスペクトルは連続スペクトルになり，パルスが繰り返し得られた場合とでは，スペクトルが異なることを記しておく。

140　　9. 血流計測

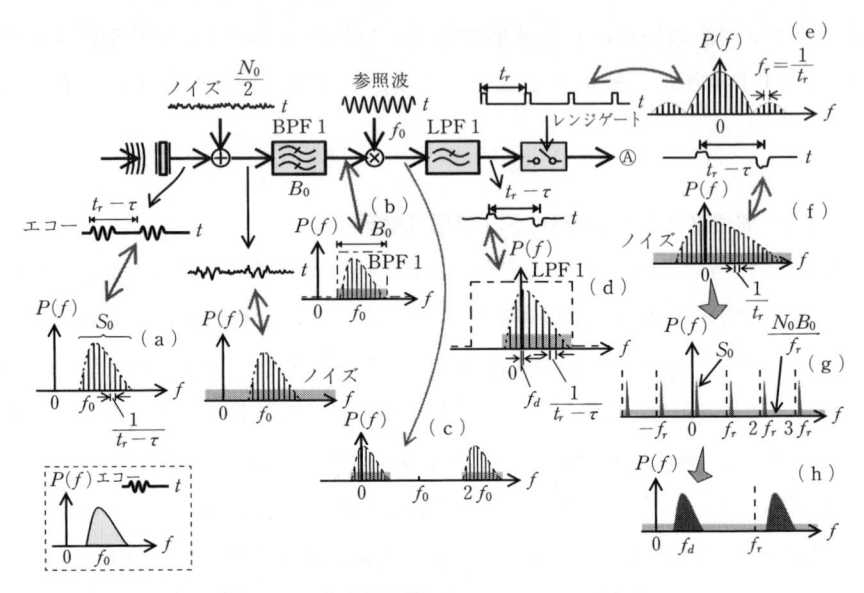

図 9.16 ドプラ信号処理のスペクトラム（1）

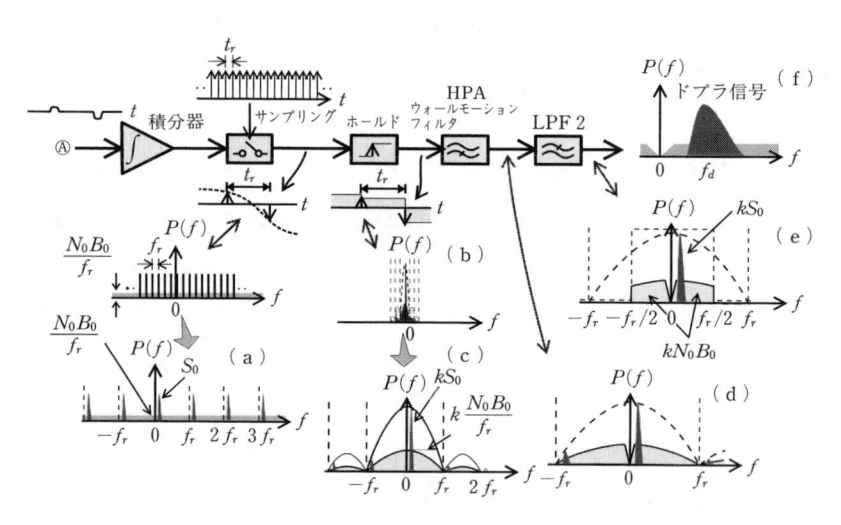

図 9.17 ドプラ信号処理のスペクトラム（2）

　実際の装置では，さまざまなノイズが混入する．中でも，エコー信号を一番初めに増幅する最前段の増幅器に混入する信号は，その後エコー信号とともに大きく増幅される．このため，特に重要である．また，各処理の途中で混入す

9.4 PWドプラ法

るノイズについても，この処理系が線形である限り，入力段で換算して適切な値のノイズが混入したと仮定して議論することができ，これを**入力換算ノイズ**などと呼ぶ。この入力換算ノイズと入力段に混入するノイズを合わせて，つぎのモデルを仮定する。図9.16では，$N_0/2$ のパワーのノイズがアンプの入力段でエコー信号に加算されたモデルを仮定する。ここで N_0 の2分の1を用いているのは計算上の都合であり，物理的な意味は特にない。またノイズは広いスペクトル分布を有する白色雑音とする。

実際，血球からのエコー信号は非常に微弱であるため，このノイズ対策は極めて重要である。そこで，装置ではまずエコー信号の帯域外の不必要なノイズを除去するために，帯域幅 B_0 の**バンドパスフィルタ** (band pass filter：BPF) に受信信号を通す。帯域制限されたスペクトラムを図9.16(b)に示す。後に詳しく議論するが，SN比がCWドプラとPWドプラとで異なる決定的な理由の一つに，この帯域制限幅の影響がある。つまり，CWドプラ法ではエコー信号のスペクトラムは1本の線スペクトラムである。そこで，B_0 をその線スペクトラムを中心としてきわめて小さく設定できる。このため，混入ノイズのパワーを極力抑えることができ，ドプラ信号の解析感度を高くできる特徴がある。これに対してPWドプラ法では，パルス波（正確にはバースト波）を使用するため，原理的にはエコーのスペクトラムの帯域幅がCWドプラに比べて広い。ノイズを減らすには B_0 をできる限り小さくしたいのであるから，パルス波のバースト長（1回のパルス送信波の長さ）をできる限り長くする，つまり，超音波の波の数を多くする方法が考えられる。例えば，Bモード表示では波の数が通常2から3波程度であるが，PWドプラの場合は実際に3から6波程度にする方法が採られている。この方法では，信号の帯域幅が前者に対して後者で半分にでき，B_0 を小さくできるからである。しかし，パルスのバースト長が長くなると，超音波の伝搬方向での分解能が低下する。一般に，Bモード表示時に比較してドプラ感度を重視するドプラ表示の場合に空間的な分解能が劣る理由は，上記のことが一因であると考えてよい。したがって，装置の設計では，ドプラ検出感度と空間分解能のトレイドオフ (trade-off) を考慮にいれてパルス長を決定する必要がある。

図9.16にそって，信号処理をさらに見てみよう。帯域制限を受けたエコー信号は，つぎに直交検波を受ける。ただし同図では，直交検波の実部と虚部のうちで実部のブロック図のみを示し，他のほうを省略している。エコー信号（ここでは RF 信号とも呼ぶ）は，**参照波**が掛けられると，**低周波領域**（base band 領域）と 2 倍の周波数領域にそれぞれスペクトラム成分をもつ信号となる（図の(c)）。ここでは低周波領域の周波数成分のみが必要であるので，ローパスフィルタにより高周波成分を取り除くことにする。ここで得られるスペクラム(d)は，元の RF 信号のスペクラム分布を参照波の周波数 f_0 分，周波数軸上で低周波数方向に推移（シフト）した分布である。もし，ドプラ効果のために，エコー信号の周波数が参照波の周波数から偏移している場合には，上記の低周波数にシフトした線スペクトラムはどれも 0 周波数にはならず，最も 0 に近い線スペクトラムが 0 周波数から偏移している周波数が，ドプラ偏移周波数 f_d と一致する。また，線スペクトルの間隔は送信間隔 t_r ではなく，$t_r-\tau$ の逆数である点に注目する必要がある。

さらに，直交検波処理を受けた信号は RG を通り，血流計測を行う部位（サンプル位置）の情報のみが抽出される。この処理は，適切な時間にゲートを閉じて必要とする信号のみを通す単純な処理であるが，周波数領域で考えると少し複雑である。RG の開閉の時間関数のスペクトラムは，図の(e)ように t_r の逆数の線スペクトラムである。一方ドプラ信号のほうは，上記したように $t_r-\tau$ の逆数の線スペクトラムである。そして，RG で必要とする信号のみを通す処理は RG とドプラ信号のそれぞれの時間波形を時間領域で掛ける処理であり，周波数領域ではそれぞれのスペクトルの畳込み（convolution）積分となる。この結果，RG の出力信号のスペクトルは図の(f)に示すように，やはり線スペクトルのように見える。しかし，このスペクトルを周波数軸方向に拡大して見ると，(g)のように帯域幅のあるスペクトラムが t_r の逆数つまり f_r ごとに並んでいる。そして，さらに拡大した(h)で観察すると，各々のスペクトラムはなんとエコーの RF 信号のスペクトルの形のほぼ相似形になる。そし

て，この相似形のスペクトルが0周波数軸からドプラ偏移周波数 f_d 分，推移しているのである．

この特徴は，注目すべきいくつかの点をわれわれに示唆する．例えば，すべての血球が一定速度で流れている場合でも，PW ドプラ解析の結果は超音波パルスの相似形のドプラスペクトラムの広がりをもつことになり，速度測定の曖昧さが生じる．これに対して，CW ドプラ法ではもともと連続超音波が単一スペクトラムであることから，このような曖昧さは生じない．また，同じ血流でも生体内の位置により，PW ドプラ解析のスペクトラムの形が変化する．つまり，血管が浅い位置にある場合よりも，深い位置にある場合には，超音波パルスが生体のもつ周波数依存性減衰（FDA）の影響を強く受け，このため受信エコーのスペクトラムは低い周波数に傾いた形に変化する性質がある．このため，この受信信号スペクトラムと相似形になるドプラスペクトラムも低速方向に変形し，結果として低速方向に観測される傾向が生じる．これらの影響をできる限り小さくするためにも，PW ドプラ時には B モード時より，送信パルスを長くするように設計されている．

続いて，図 9.17 の説明に移る．RG で取り出された信号について前述したように，RG 内の信号を積分する．そして，その各 RG 内の積分値をサンプリングし，その値をホールドする．この過程を周波数領域で視覚的に見ることはなかなか難しいので，ここでは，近似的に，積分回路後の出力のスペクトラム図（a）は SN 比が異なるが，ドプラスペクトラムの形は図 9.16 の（h）と変わらないと仮定して話を進める．つぎのホールド処理では低域通過型（low pass）特性が強くかかるため，図の（b）およびその拡大図（c）に示すようにスペクトラム成分は低周波のみが残り，そのパワーは数百倍に増大する．これは，つぎに続くアナログフィルタ処理回路に耐える十分な S/N を確保するためのものである．最近ではディジタルフィルタが安価に構成できるようになってきたので，サンプリングの段階で analog to digital（A-D）変換する方式が増えてきた．ここでは，アナログ方式で話を進める．つぎは，高域通過型フィルタ（high pass filter：HPF）に通す．この回路は別名**ウォールモーションフ**

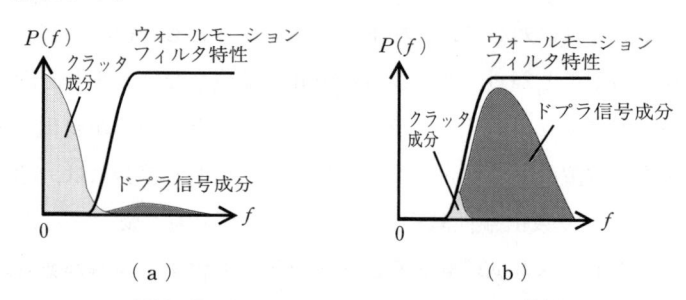

ィルタ（wall motion filter）とも呼ばれ，ドプラ信号に含まれる例えば心臓壁等からのドプラ信号成分を取り除き，必要とする血球からの信号成分を通すはたらきをする。このフィルタにより，ノイズの分布は図の(d)に示すように0周波数付近で，Vの字型にへこむ。このフィルタの重要性を，**図9.18**を用いてさらに説明する。

図9.18 ウォールモーションフィルタの効果

　血球からのエコー信号は，その他の組織，例えば心臓の壁や弁などの実質臓器部からのエコー信号に比べて20～40 dBも弱いパワーの信号として観測される。しかも，心臓の壁や弁などからの信号はそれらの組織が動くためにドプラシフトを受けている。このように，血球以外の組織からのドプラ信号を**クラッタ**（clutter）**信号**と呼ぶことにする。このため，せっかく周波数解析を行っても，血球からのドプラ信号はクラッタ信号に埋もれてしまい，よくわからないことになる。

　ところが，通常クラッタ信号はドプラシフト周波数が血球のそれに比べて，より低周波数領域に分布することがわかっている。そこで，高域通過型フィルタによりクラッタ信号を落とし，ドプラ信号のみを抽出することが行われている。ただし，人や心臓の状態などにより，クラッタの偏移周波数の分布は異なるため，HPFの遮断周波数の設定を固定することはできない。そこで，診断装置ではウォールモーションフィルタと名付けて，コントロールパネル上でこのHPFの遮断周波数を可変できるようにしている。

　最後に，遮断周波数が$f_r/2$であるLPFに信号を通す。このフィルタは**アンチエイリアシングフィルタ**とも呼ばれ，はたらきとしてはこの後に続く

FFT解析で行われる周波数f_rのサンプリングによるエイリアシングを防ぐために設けられている。このサンプリング周波数f_rの半分にあたる$f_r/2$の周波数を**ナイキスト周波数**と呼ぶ。このエイリアシングについては，つぎに詳しく説明する。

9.4.4　PWドプラ法による流速計測の範囲

　PWドプラ法はCWドプラ法と異なり，ビーム上の任意の場所を指定し，その位置での血流速を計測できる優れた特徴がある。しかし，その特徴のために血流速の計測範囲が制限される問題が生じる。これは，信号処理でよく説明されている**エイリアシング現象**に起因する。そこで，このドプラ計測の制限の説明の前に，まず信号処理などで問題となるエイリアシング現象について少し述べよう。

　数学的には，ある連続関数をサンプリングにより離散化すると，サンプル後の離散関数は連続関数のもつスペクトラムを，そのサンプル周波数分ずらして重ね合わせたようなスペクトラム分布（正確には畳込み積分されたスペクトラム分布）をもつ関数となる。もしこの連続関数が**図 9.19** の(a)に示すように，サンプル周波数f_sの半分の周波数（ナイキスト周波数f_Nと表す）より高い周

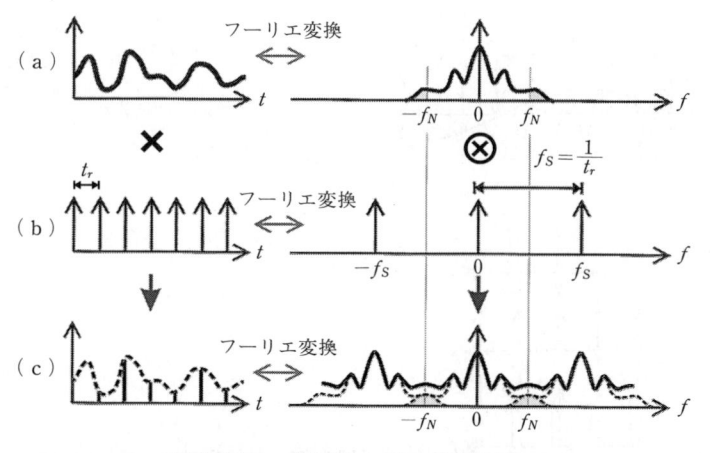

図 9.19　エイリアシングの説明図(1)

波数成分をもつ関数であるときに，サンプル周波数 f_s で離散化されたとする。この場合，その離散関数は，その高い周波数成分と本来の周波数成分とが重なり合うスペクトラム（図の(c)）をもつことになる。つまり，元の連続関数のスペクトラム(a)とは，ナイキスト周波数 f_N 付近の周波数帯でかなり異なるスペクトル分布となることがわかる。

これを避ける方法は，サンプル間隔を小さくして離散関数のデータ数を増すことである。つまり，細かな波形情報，言い換えれば高周波成分までをサンプルすることにほかならない。これを周波数領域で考えると，サンプル周波数 f_s を大きくすることと等価である。このように，f_N が元の信号のスペクトル分布範囲を超えるように設定できれば，ナイキスト周波数 f_N 付近での重なり，つまりエイリアシング現象を避けることができる。

エイリアシング現象は実際の PW ドプラ計測でしばしばみられる現象であるので，これを正しく理解しておくことは重要である。そこで，**図 9.20** に示す別の例でもう一度考えてみよう。図の(a)には，S_1 の信号を時間間隔 t_r ごとにサンプルする場合を示している。ここで重要なのは，t_r が S_1 の1周期の時間より少し長い点である。これが原因となり，エイリアシングが生じるのである。

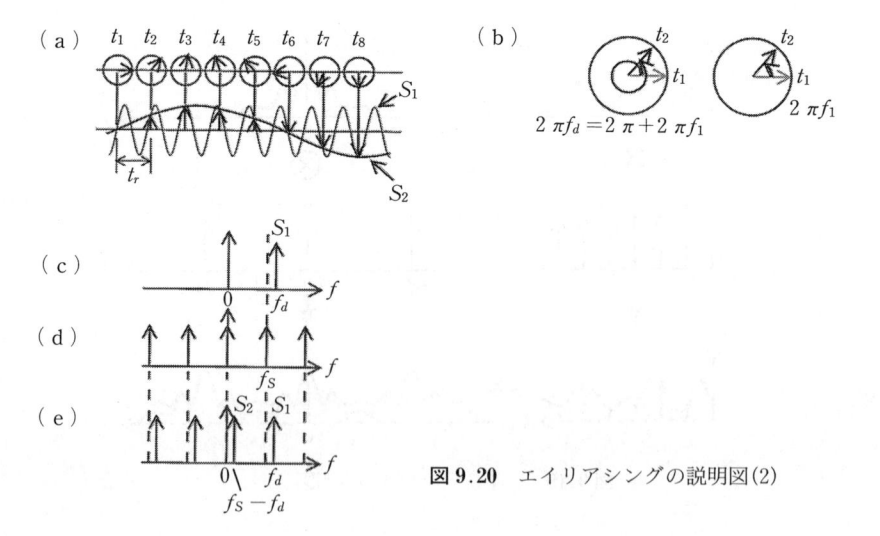

図 9.20 エイリアシングの説明図(2)

信号 S_1 の周波数スペクトラムが f_d であるとする。サンプル周波数を f_s とすると，上記の条件は $f_s < f_d$ となる。この状態で S_1 を離散化すると，図の(a)に示すように，信号 S_1 をサンプルしているにもかかわらず，結果は S_2 のように低い周波数をもつ信号を離散化したときと同じサンプル値となる。つまり，離散値では信号 S_1 も S_2 も区別することができないのである。同じことを角度表現でみてみよう。図の(b)に，角速度 ω_d で一定速で回転するベクトルを考える。この回転ベクトルを時間間隔 t_r ごとに観察した様子が図の(a)であったとする。この様子から，まず回転速度は，各 t_r ごとに ω_1 ずつ回転しているように観測される。しかし，原信号では実は1回転と ω_1 回転していたのである。このように，サンプルされた回転ベクトルの状態からは，正しい回転ベクトルの各周波数を決定することはできない。この不確定角速度は，二つどころか，各 t_r ごとに n 回転プラス ω_1 角度移動したとしても，(a)と同じ様子となる。このことを周波数領域で考えてみよう。

信号 S_1 は連続な三角関数であるので，このスペクトルは図の(c)に示すように，周波数 f_d の位置に単一のスペクトラムが立つ。数学的に厳密な解析では負の周波数成分も考慮する必要があるが，ここでは説明を単純化し，わかりやすくするために，正の周波数成分のみで話を進める。この信号をサンプル周波数 f_s でサンプルすると，数学的には図の(c)と(d)の関数を畳込み演算することに相当し，その結果は図の(e)に示す周波数が f_s ごとに離れて立つデルタ関数列のスペクトラムとなる。このように，離散化は高周波のスペクトラム成分を生じることになり，原信号の周波数推定のアンビギュイティ（ambiguity，曖昧さ）が生じる。そこで，原信号の周波数推定値は $f_s/2$ より小さい周波数のものを採る。これが，信号処理でいうサンプリング定理である。ここで f_s ではなく $f_s/2$ を採るのは，負の周波数も考慮に入れているためである。つまり，$-f_s/2$ から $f_s/2$ までで f_s となる。この $f_s/2$ の周波数を一般に**ナイキスト周波数**と呼び，f_N と表す。

話をサンプルされた後のスペクトラム(e)に戻そう。このスペクトラムから元の信号の周波数 f_d を推定すると，上記のように周波数 $f_s/2$ より小さな値が

f_s-f_d となり，誤った周波数を推定してしまうことになる．これがエイリアシング現象である．

さて，ここで PW ドプラ法でのエイリアシングについて考えてみよう．PW ドプラ法の原理は，前節で説明したように，パルス波を用いることである．このため，まず超音波パルスを発射し，そしてその波がターゲットから反射してきたときに初めてターゲットの移動情報が得られる．つぎの情報を得るには，同様にしてつぎのエコーを得るまで待たなければならない．これは，ターゲットが連続に移動しているにもかかわらず，その状態を観測できるチャンスが各パルスによりもたらされたエコー信号を得たときのみであることを示す．つまり，われわれは，連続に移動するターゲットの観測を，各送受信ごとに得られる離散化されたデータからその移動速度を推定しなければならない．PW ドプラ法でのエイリアシングの原因は，この離散化に尽きる．

もう少し，具体的に話をする．式(9.11)で示したように，ドプラシフト周波数 f_d は血流速 v に比例する．このため，高速な血流からのドプラ信号は高い偏移周波数スペクトラムをもつ．つまり，ドプラ信号からつくられるビート信号の周波数が高いわけであるから，周波数解析のためのサンプリング周波数 f_s を上げる必要がある．もし，この f_s がドプラ偏移周波数の2倍よりも低い場合には，前述したようにエイリアシング現象が起きてしまう．そこで，これを防ぐためには，パルスの繰り返し周波数，これを PRF (pulse repetion frequency) と呼ぶが，この PRF を上げ，毎回の観測時間間隔を短くする必要がある．平たくいえば，速い流れを観測するのであるから，速くパルスを出して細かく観察すればよいことになる．ところが，観測する部位が体の深い位置にあり，つまり探触子から離れた位置にある場合には，PRF をむやみに高くできない．もし高くしていくと，ある PRF から，エコー源の不確定さが起こる．それは，深い位置からのエコーが戻る前につぎの送信を行うことになるため，得られたエコーがいま送信したパルスが近い位置で反射してきたものか，その前の送信により，離れた位置から反射してきたものかの区別ができなくなるからである．したがって，逆に測定したい場所位置を指定すると，必然的に最大

の PRF が決定されてしまう。そして，PRF が決まると，計測できる最高血流速も決定されてしまう。

9.4.5 HPRF 法

では，もしも最大の PRF 以上にパルスの繰り返しを速くしたら，どうなるであろうか。この場合は，ドプラ検出位置のアンビギュイティが生じ，せっかく測定できた流速値がいったいどの場所の流速値であるのか，判然としなくなることを前述した。しかし，場合によってはこのアンビギュイティが問題にならない場合がある。つまり，このアンビギュイティを検査者が十分知っていて，なおかつドプラの検出位置を特定できるのであれば問題はない。そこで，ドプラのサンプル位置のアンビギュイティを十分意識しながら，PRF をさらに高め，高速血流の計測を行う方法が，high pulse repetition frequency 法（略して **HPRF 法**）である。この方法について説明しよう。ただし，説明の都合で，HPRF でない低い PRF の状態を，ここでは，**low PRF**（**LPRF**）と呼ぶことにする。

パルス法では，レンジゲート（RG）からのエコーが得られたときにのみ，ドプラ信号解析の情報が得られる。そして，RG からのエコー情報が得られてからつぎのパルスの送信を行う LPRF 法では，このドプラ解析のデータを得るために，最小のサンプリング間隔は超音波の繰り返し周波数（PRF）の逆数にあたる時間 T_0 と等しくなる。つまり，$T_S = T_0$ となる。ただし，厳密にはこの条件のとき，第 1 番目のブラインドゾーン（blind zone）に入るため，実際にはドプラ計測ができない。これについては後ほど詳しく説明するが，ここではとりあえずこのブラインドゾーンは考えないことにする。

ところで，離散値での周波数解析では，サンプリング定理により，計測可能な最高周波数 f_{MAX} はナイキスト周波数までであるから

$$f_{MAX} = \frac{1}{2T_S} \tag{9.35}$$

となる。言い換えれば，ドプラシフト周波数が f_{MAX} 以下となる血流速 v_{MAX} まで計測が可能である。したがって，計測可能な最高流速値 v_{MAX} は，式(9.12)

から

$$v_{\text{MAX}} = \frac{c}{2f_0} f_{\text{MAX}} = \frac{c}{4f_0 T_s} \tag{9.36}$$

と表せる。ただし，f_0 は振動子の発振周波数とする。

　探触子から，血流速を求める位置，つまり RG の位置までの距離を L とする。この L と計測可能な血流速 v_{MAX} の関係式を求めてみよう。超音波パルスは距離 L を往復するので，その間に要する時間 t_g は

$$t_g = \frac{2L}{c} \tag{9.37}$$

となる。c は音速である。LPRF 法では RG からのエコーが得られてからつぎのパルスの送信を行うため，サンプリング間隔が最も短いときは $T_s = t_g$ のときである。したがって，式(9.37)を式(9.36)に代入して

$$v_{\text{MAX}} = \frac{c^2}{8f_0 L} \tag{9.38}$$

の関係式を得る。これが，通常の PW ドプラ法で測定可能な，最大流速値である。

　ところが，HPRF 法ではドプラ検出位置 RG のアンビギュイティを認める代わりに $T_s = t_g$ の制約をはずし，$T_s < t_g$ とする。例えば，$T_s = t_g/2$ と仮定する。このときの測定可能な最高血流速を v'_{MAX} とすると，式(9.37)から $T_s = L/c$ となり，その結果，式(9.36)より

$$v'_{\text{MAX}} = \frac{c^2}{4f_0 L} \tag{9.39}$$

となる。これは式(9.38)の v_{MAX} より 2 倍大きな値となり，2 倍の血流速まで測定が可能となる。

　ここで，RG の深さ L とそこでの測定可能な最大流速値 v_{MAX} との関係を式(9.38)を基に計算し，その結果を図 9.21 にまとめる。図中の×1 の曲線が通常の PRF，つまり LPRF のときである。×2，×3，×4 は，それぞれ×1 の PRF の 2 倍，3 倍，4 倍のときの v'_{MAX} のカーブを表す。

　心臓の弁疾患では，弁での逆流速度はときとして 8 m/s 以上にもなることが

9.4 PWドプラ法

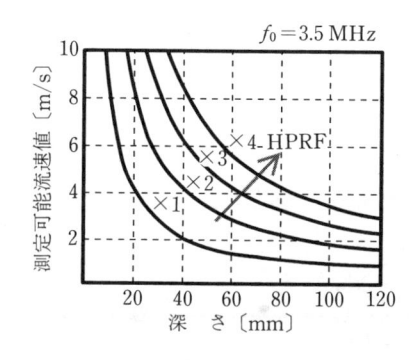

図9.21 HPRFによる流速レンジの拡大

ある．しかし体表から弁までの深さを4〜5 cmとすると，LPRFではこの深さで測定できる最大流速値が，図9.21からわかるように，3.5 MHzの超音波を用いたときに2 ms以下である．したがって，この状態では高速な弁逆流は測定できない．このようなときに×4のHPRF機能を用いると4 cmで8 m/sまでの測定が可能となる．

それ以上の高速血流を正確に測定するには，さらに高速のHPRFを用いることにより，原理的には測定が可能となる．しかし，実際はこれから説明するいくつかの問題が生じるために，×3，×4程度がこの方法の限界である．

HPRF法は，このように高速血流を計測するうえで非常に有効な方法であるが，その使用にあたってはいくつかの制限，または留意点がある．図9.22

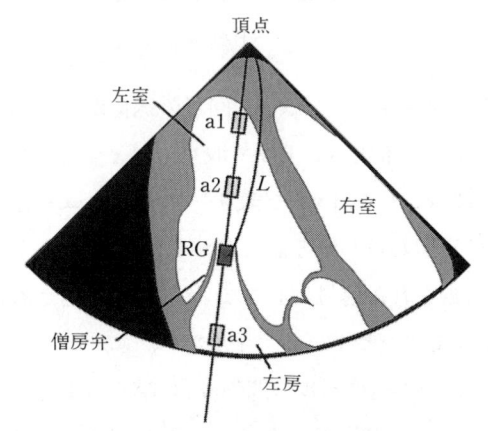

図9.22 HPRFモードにおけるサンプル点のアンビギュイティ

は，心臓の超音波断層像にHPRF法のRGを僧房弁付近に設定し，左室流入血流速を測定している状態を示す。HPRF法ではRGからのドプラ信号がもちろん得られるが，それと同時に，図に示すa1，a2やa3の位置からのドプラ信号も受信してしまう問題点がある。これを，測定領域のアンビギュイティと呼ぶ。この発生理由を，**図9.23**を用いて説明する。

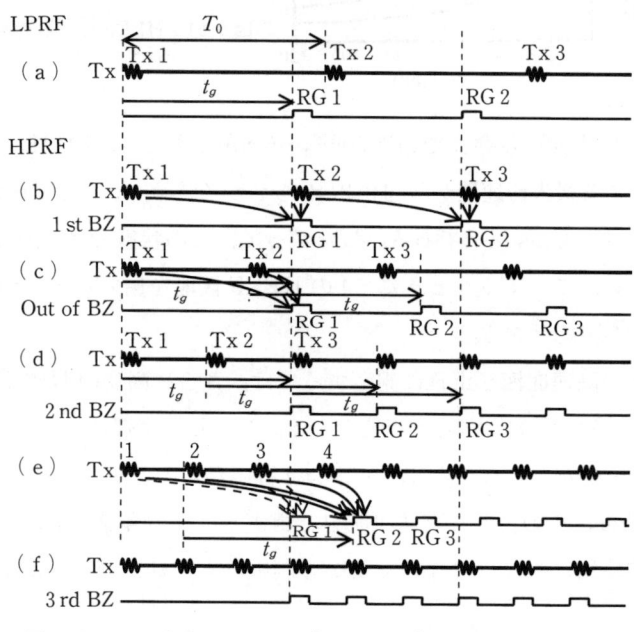

図9.23 アンビギュイティとブラインドゾーン（BZ）の説明図

図の(a)は，LPRF時のタイミングを示す。いま，1回目の送信が行われてからt_g時間遅れた時刻に得られるエコー信号を，RGで取り込むとする。(a)のタイミングでは，1回目の送信波（これをTx1と表す）によるエコー信号がRG1で得られた後で，2回目の送信が行われる。これがLPRFのタイミングである。この場合には，RG1で得られた信号は必ずt_g時間前に送信された超音波によるものであり，その意味でアンビギュイティがない。

ところが，PRFを高めて行くと，当然送信パルス間隔T_0は縮まってくる。このため，やがてTx2がRG1にちょうど重なるタイミングが起こる。この

9.4 PWドプラ法

状態が，図の(b)である．このタイミングでは，せっかくTx1のエコーがt_g時間後に振動子に戻ってきたのに，ちょうど振動子では2回目の送信が行われているため，エコーを受信できない．パルス法では，1つの振動子を送信用と受信用との両方で使用することに注意する．そこで，このときのPRFのタイミングでは，「エコー信号が第1番目のブラインドゾーン（blind zone，ここでは1st BZと略す）にある」と呼ぶ．

では，さらにPRFを高めるとどうであろうか．そのタイミングを示した図が(c)である．このタイミングでは，RG1にTx1とTx2の両方の送信波によるエコー信号が同時に受信される．ただし，Tx1からt_g後のエコーは目的とした位置からのエコー信号であるが，Tx2によりもたらされたエコー信号は目的とした位置より，浅い位置からのエコー信号である．つまり，これがHPRF法による位置のアンビギュイティである．そして，さらにPRFを高めた図が(d)である．このタイミングでは，一つ置いた送信時刻に，初めのエコー信号を受信するRGが来るために，やはりこの場合にも振動子が送信状態となるために受信できない．そこで，これを第2番目のブラインドゾーンと呼ぶ．このように，HPRF法ではRGの位置とPRFとの関係でドプラ計測が可能な状態と不可能な状態があることがわかる．(e)のタイミングでは，位置のアンビギュイティはあるもののドプラ計測は可能である．このアンビギュイティは少し複雑であるので，つぎに少し詳しく説明する．

初めの送信（Tx1）からRG1までの間にTx2とTx3が行われると，RG1ではTx1からのエコーのほかに，それらのエコーが同時に受信されてしまうことを上記した．つぎにRG2に着目すると，測定したい位置からのエコー信号は時間前のTx2によるものであるが，この正規の送信から後の送信によるエコーのみがRGに飛び込むわけでない．Tx1からのエコーも場合によっては受信されることになる．以上のアンビギュイティを図9.22の画像上で見ることにする．同図のセクタ像の頂点が送信位置である．僧房弁の近くにRGが設定されている．

いま，3倍のHPRFモードで送信を行ったときのアンビギュイティの様子

を，図 9.23(e) を基に考えよう。Tx 2 から診断距離 L（時間では t_g 時間）離れた RG 2 では，その後に続く Tx 3，Tx 4 によるエコーが同時に受信される。それらは，各送信から RG までの時間が短いのであるから，その時間に相当する距離からのエコー信号となる。つまり，上記の例では Tx 2 がセクタの頂点の位置であるので，Tx 3，Tx 4 によるエコーは図 9.22 の a 1，a 2 の位置からのエコーにそれぞれ対応する。ところで，a 3 からのエコーも受信されてしまう。これは Tx 2 の前の送信，つまり Tx 1 によるエコーが受信されたものである。セクタの頂点から a 3 の位置までの距離に対応するエコーの伝搬時間が，Tx 1 から RG 2 までの時間にあたるためである。さらに PRF を高めることにより，再び送信と RG の位置が重なるタイミングが生じた例が，図 9.23 の(f)である。これが第 3 のブラインドゾーンである。

以上述べてきたように，PRF を高めるとアンビギュイティは生じるものの，より高速な血流が測定できる。しかし RG が送信と重なる機会も増す。このブラインドゾーンの問題を，**図 9.24** を参照しながら考えよう。

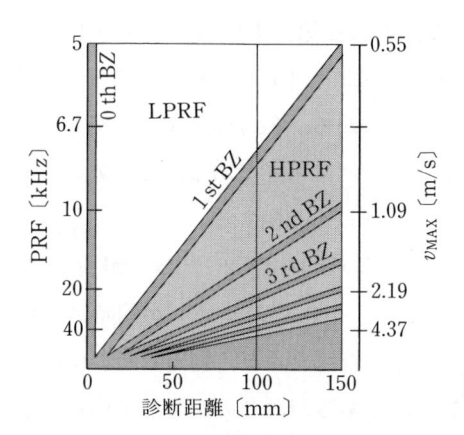

図 9.24 ブラインドゾーン

例えば，深さが 100 mm の位置にレンジゲートを設定する。このとき，PRF は約 8 kHz 前後で 1 st BZ にあたる。したがって，この PRF よりも低い繰り返し周波数，図の上の範囲では LPRF となる。逆にその下の領域では HPRF となる。さらに同じ深さで PRF が 16 kHz，24 kHz では，それぞれ 2 nd BZ，3 rd BZ にあたる。それ以上 PRF が高くなるとさらに高次の BZ が

いくつも現れ，結果として使用できる HPRF の範囲は限られてくる。HPRF法は，LPRF の場合に比べて数倍もの高速血流が計測できる優れた方法であるが，あまり極端に高い HPRF はサンプル位置のアンビギュイティやブラインドゾーンの関係から使用できない。

超音波診断装置では，HPRF モードに入ると PRF はユーザーにより設定されるが，それがブラインドゾーンに入ると装置が自動的にレンジゲートがブラインドゾーンの前後のどちらかにずれるように PRF を微調整するので，ユーザーが特に気にする必要はない。しかし，アンビギュイティの問題はユーザーが注意し，いま測定している高速血流はどの位置からのものかを明確に意識する必要がある。

問　題

〔1〕ドプラ効果について，周波数軸と時間軸との両方の見方で説明せよ。
〔2〕わずかなドプラ偏移周波数の計測法について述べよ。
〔3〕直交検波法を用いる理由を複素数を用いる観点から述べよ。
〔4〕高感度な CW ドプラ装置を設計するうえで重要な点を挙げよ。
〔5〕CW ドプラ装置では，PW ドプラ装置に比べて，なぜクラッタ対策がより重要となるのか。
〔6〕PW ドプラ法ではなぜ流速の計測に制限が生じるのか。
〔7〕ウォールモーションフィルタのはたらきについて述べよ。
〔8〕エイリアシングについて述べよ。
〔9〕HPRF 法では，流速の計測位置のアンビギュイティが生じるが，それはなぜか。
〔10〕HPRF 法におけるブラインドゾーンとはなにか。

10 血流の可視化

この章では，前章の超音波ドプラ効果を利用した血流および血管の可視化について解説する。この映像法として最も重要なカラードプラ法とパワードプラ法について理解しよう。

10.1 カラードプラ

前章で，血流速の計測法として，CWドプラ法とPWドプラ法について解説した。CWドプラ法は高速な血流速の計測に適するが，その高速血流の位置が超音波ビーム上のどこにあるかを特定できない。一方，PWドプラ法は観測者がレンジゲート（RG）を設定し，その特定の位置での局所的な血流速を計測することができるが，心腔内での血流動態等を全体的により詳しく解析するには，不向きな方法であった。つまり，このためには心腔内全体で同時刻に血流速を計測する必要があり，多数のレンジゲートを心腔内の至るところに設定する必要がある。このように，一度に複数箇所で血流速を得る方法として，**マルチゲート**と呼ばれる方法が考えられた。これは複数のRGを設定し，それらRG内のドプラ解析を同時に行うものである。ところがゲート数を増すと，操作が繁雑となり，装置の回路規模が増し，そして必然的に装置の価格が増すことになる。このため，この方式は市販の診断装置で採用されるには至らなかった。

これらの問題を解決する画期的な方法が，1982年にアロカ(株)の滑川らにより開発された。これは自己相関法を用いて血流速をリアルタイムに演算し，血流の二次元映像化を可能とする。そして，その二次元血流情報を超音波断層像上に，色情報として重ね合わせてリアルタイム表示するものである。この特

徴から，以後この方法は **CFM**（color flow mapping）**法**または**カラードプラ**（color doppler®）**法**と呼ばれ，今日非常に多く使用されている。

　滑川らは，平均血流速の方向を，正確には探触子に向かう流れの方向成分を赤色成分に，反対に遠ざかる方向では青色成分に，さらに血流速値の分布の広がり（分散）の程度を緑色の成分にそれぞれ割り当てて表示した。そして，さらにその速度の絶対値を色の輝度値で表現することにした。したがって，この表示法では，探触子に向かう成分をもつ血流は暖色系で，遠ざかる成分では寒色系で表される。また，流れが乱流のように幅広い分布をもつ場合には，緑色の成分がそれぞれに付加されるために，暖色が黄色に，そして暖色では青緑色に変化して表現される。これらがリアルタイムに表示されることにより，空間的そして時間的の両方に複雑な流れをもつ血流動態を，それら色相と明るさの時間的変化として的確に表示することが可能となった。

10.1.1　自己相関関数による周波数推定の原理

　超音波エコー信号のパワースペクトルを $S(f)$ と表すと，その平均周波数 $\bar{f}$ は一般に $S(f)$ の原点回りの1次モーメントとして，次の式で表せる。

$$\bar{f} = \frac{\int_{-\infty}^{\infty} f S(f) df}{\int_{-\infty}^{\infty} S(f) df} \tag{10.1}$$

また，スペクトルの広がりを表す分散は，上記の平均周波数周りの2次モーメントとして表せる。

$$\sigma^2 = \frac{\int_{-\infty}^{\infty} (f - \bar{f})^2 S(f) df}{\int_{-\infty}^{\infty} S(f) df} = \overline{f^2} - \bar{f}^2 \tag{10.2}$$

カラードプラ法では，この平均周波数や分散を高速に求める必要性から，自己相関法を用いている。この自己相関関数を $C(\tau)$ と表すと，これとパワースペクトル $S(f)$ との間には，ウィーナー・ヒンチン（Wiener-Khintchine）の定理によって，つぎの密接な関係がある。

10. 血流の可視化

$$C(\tau) = \int_{-\infty}^{\infty} S(f) e^{j2\pi f \tau} df \tag{10.3}$$

ここで τ について上式を微分すると

$$\dot{C}(\tau) \equiv \frac{dC(\tau)}{d\tau} = j2\pi \int_{-\infty}^{\infty} f S(f) e^{j2\pi f \tau} df \tag{10.4}$$

ただし，微分関数を $\dot{C}(\tau)$ と表す．さらに微分した2次微分関数を $\ddot{C}(\tau)$ と表すと，次式が得られる．

$$\ddot{C}(\tau) \equiv \frac{d\dot{C}(\tau)}{d\tau} = -4\pi^2 \int_{-\infty}^{\infty} f^2 S(f) e^{j2\pi f \tau} df \tag{10.5}$$

ここで，$\tau=0$ のときを考えると

$$\dot{C}(0) = j2\pi \int_{-\infty}^{\infty} f S(f) df \tag{10.6}$$

$$\ddot{C}(0) = -4\pi^2 \int_{-\infty}^{\infty} f^2 S(f) df \tag{10.7}$$

である．そこで，これらを式(10.1)と式(10.2)にそれぞれ代入すると，平均周波数と分散は次のような相関関数の式で表せる．

$$\bar{f} = \frac{1}{j2\pi} \times \frac{\dot{C}(0)}{C(0)} \tag{10.8}$$

$$\bar{f}^2 = -\frac{1}{4\pi^2} \left(\frac{\dot{C}(0)}{C(0)}\right)^2 \tag{10.9}$$

$$\overline{f^2} = \frac{\int_{-\infty}^{\infty} f^2 S(f) df}{\int_{-\infty}^{\infty} S(f) df} = -\frac{1}{4\pi^2} \times \frac{\ddot{C}(0)}{C(0)} \tag{10.10}$$

$$\sigma^2 = -\frac{1}{4\pi^2} \left\{\frac{\ddot{C}(0)}{C(0)} - \left(\frac{\dot{C}(0)}{C(0)}\right)^2\right\} \tag{10.11}$$

ここで，相関関数 $C(\tau)$ の性質を調べておこう．$C(\tau)$ を振幅 $A(\tau)$ と位相 $\varphi(\tau)$ で表すと

$$C(\tau) = A(\tau) e^{j\varphi(\tau)} \tag{10.12}$$

ところで，$A(\tau)$ は偶関数，$\varphi(\tau)$ は奇関数であるので

$$\dot{A}(0) = 0, \quad \varphi(0) = 0, \quad \ddot{\varphi}(0) = 0 \tag{10.13}$$

また，$\tau=0$ のときは

$$C(0) = A(0) \tag{10.14}$$

つぎに，$C(\tau)$ の導関数についてその性質を調べてみる．

式(10.12)を τ で微分して

$$\dot{C}(\tau) = \dot{A}(\tau) e^{j\varphi(\tau)} + jA(\tau)\dot{\varphi}(\tau) e^{j\varphi(\tau)} \tag{10.15}$$

$\tau = 0$ のときは

$$\dot{C}(0) = jA(0)\dot{\varphi}(0) \tag{10.16}$$

さらに，式(10.15)を微分した導関数で，かつ $\tau = 0$ のときは

$$\ddot{C}(0) = -\dot{\varphi}^2(0) A(0) + \ddot{A}(0) \tag{10.17}$$

となる．

さて，準備ができたので，ここで自己相関関数から目的とする平均周波数 $\bar{f}$ を演算するために必要となる式を導出しよう．そこで，式(10.8)に式(10.14)と式(10.16)を代入して

$$\bar{f} = \frac{1}{2\pi}\dot{\varphi}(0) \approx \frac{1}{2\pi} \times \frac{\varphi(T) - \varphi(0)}{T} = \frac{\varphi(T)}{2\pi T} \tag{10.18}$$

つまり

$$2\pi \bar{f} T = \bar{\omega} T = \varphi(T) \tag{10.19}$$

$\varphi(T)$ は，式(10.12)より，$\tau = T$ のときの位相角 $\angle C(\tau)$ を表す．つまり，この自己相関関数の位相角 $\angle C(T)$ は，図10.1に示す，原点を中心に平均角速度 $\bar{\omega}$ で回転する自己相関関数のベクトルが，時間 T の間に移動する角度に一致することがわかる．

分散については，式(10.11)に式(10.14)と式(10.16)，さらに式(10.17)を代

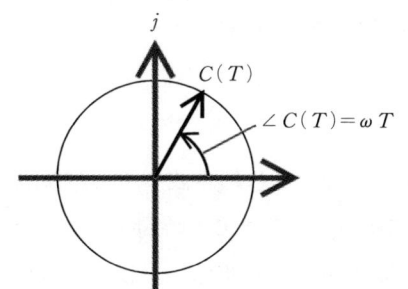

図10.1 自己相関関数ベクトルの回転

入して，つぎの関係式を得る．

$$\sigma^2 = \frac{-1}{4\pi^2} \frac{\ddot{A}(0)}{A(0)} \tag{10.20}$$

$A(\tau)$ をテーラ級数展開し，式(10.13)の性質を考慮すると

$$A(\tau) \cong A(0) + \frac{\tau^2}{2} \ddot{A}(0) \tag{10.21}$$

$\tau \to T$ とすると，分散の式(10.20)はつぎのように近似できる．

$$\sigma^2 = \frac{1}{2\pi^2 \tau^2} \left\{ 1 - \frac{A(\tau)}{A(0)} \right\} = \frac{1}{2\pi^2 T^2} \left\{ 1 - \frac{|A(T)|}{A(0)} \right\} \tag{10.22}$$

以上をまとめると，平均周波数として式(10.18)を，分散情報としては式(10.22)を用いることにより，自己相関関数からそれぞれ推定することが可能である．

10.1.2 ドプラ周波数推定

それでは，具体的にエコー信号から，この自己相関法を用いて，移動する反射体の速度を推定してみよう．ただし，説明を明瞭(めいりょう)にするために，一つの反射体が等速度 v で超音波ビーム上を探触子に近づく方向に移動していると仮定し，このときに探触子から中心周波数 f_0 の超音波パルスが繰り返し周期 T で放射されるとする．このときのエコー信号を $f(t)$ とすると，これは次式で表せる．

$$\begin{aligned} f(t) &= \sum_{n=-\infty}^{\infty} A(t-\tau_n) \exp j2\pi f_0 S(t-\tau_n) \\ &= \sum_{n=-\infty}^{\infty} A(t-\tau_n) \exp j2\pi f_0 (St - S\tau_n) \end{aligned} \tag{10.23}$$

ただし

$$S\tau_n = S(t_g + nT) \tag{10.24}$$

ここで，$A(\ )$ は反射波の包絡線波形，t_g は超音波パルスが探触子を出てから反射体で反射し，再び探触子に戻ってくるまでの時間を表す．反射体は運動している．このために，この t_g は時間ごとに変化し，したがって t の関数である．また S はドプラ効果によって生じる時間軸の縮尺率であり

$$S = 1 + \dot{t}_g, \quad S^{-1} \cong 1 - \dot{t}_g \tag{10.25}$$

$$\dot{t}_g = \frac{2v}{c+v} \cong \frac{2v}{c} \tag{10.26}$$

の関係がある。ただし

$$\dot{t}_g \equiv \frac{d}{dt} t_g$$

式の詳しい導出については，文献を参照願いたい。ここでは，処理の流れを理解しよう。

まず，式(10.23)を9章で説明した直交検波処理する。この信号（解析信号とも呼ぶことがある）を Z_1 と表すと

$$Z_1 = \sum_{n=-\infty}^{\infty} A(t-\tau_n) \exp j 2\pi f_0 \{\dot{t}_g t - (t_g + nT)\} \tag{10.27}$$

となる。また，この解析信号を時間 T 遅延した信号 Z_2 は，次式となる。

$$Z_2 = \sum_{n=-\infty}^{\infty} A(t-\tau_n - T) \exp j 2\pi f_0 \{\dot{t}_g(t-T) - (t_g + nT)\} \tag{10.28}$$

そこで，この両者の位相角の差を求めるために，両者の複素共役積をとる。

$$Z_1 Z_2^* = \sum_{n=-\infty}^{\infty} A(t-\tau_n) A(t-\tau_n - T) \exp j 2\pi f_0 \dot{t}_g T \tag{10.29}$$

上式の時間積分が自己相関関数 $C(T)$ になる。

$$C(T) = \int Z_1 Z_2 dt$$
$$\equiv R + jI \tag{10.30}$$

生体中では，当然のことながら異なる速度の血流が存在する。したがって，同一ビーム上でも異なる深さで異なる流速の部位が存在することは当然あり得る。図 10.2 の例でも，血管 A と血管 B とでは血流速が同じになる保証はなく，むしろ一般的には異なることが予想される。もし，このとき超音波ビーム上のすべてのデータを一度に用いて，自己相関法を行うと，両者を分離して速度推定することはできない。これは，上述の自己相関法による周波数推定法では，平均流速を算出するために，ビーム上のすべての流速値の平均値が求められてしまうからである。

10. 血流の可視化

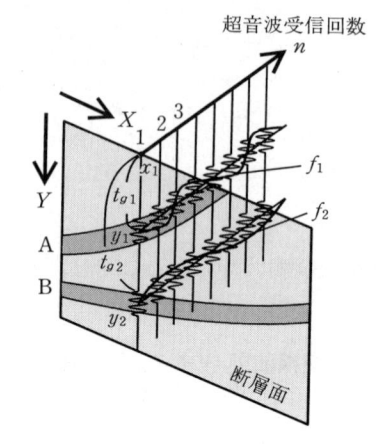

図 10.2 受信回数と相関演算処理の図

そこで，正確な流速の分布を得るには，数回の送受信で得られる，同じ深さごとのエコーデータを基に，各深さごとの流速推定を行う必要がある。これは，**図 10.3** に示すように，送信時より t_{g1} 後に得られるエコー信号 y_1 に対してはさらに T 時間後の信号を，つまり同じ深さでかつ時間が異なる信号を用い，そして両者の位相差から，その位置における流速推定の演算を行うものである。同様に，送信時より t_{g2} 後に来るエコー信号 y_2 についても，T 時間後の信号をサンプルし，これら両者の位相を用いることになる。この方法では，超音波ビーム上の各深さごとに平均流速値を推定することが可能となり，このビームを走査することにより断面上の流速のマッピングが可能となる。

以上の説明では，同じ位置でかつ T 時刻ずれた二つのドプラ信号の位相差から流速推定を行ったが，ノイズなどの影響を軽減するために，また流れの平

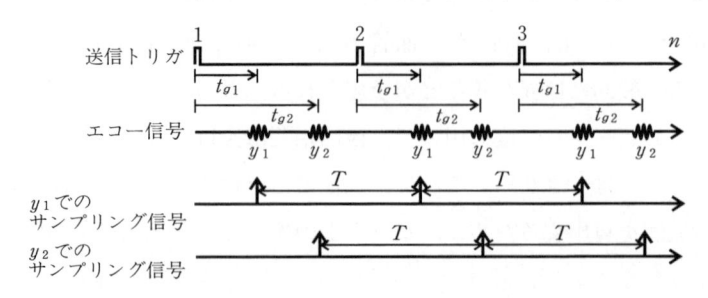

図 10.3 相関演算データの説明図

均値を得るために，実際は2回ではなく4～12回程度の送受信で得られるドプラ信号を使用して流速推定を行う．これは，1回の送信でビーム1本分の輝度情報が得られるBモード表示の場合に比べて4～12倍遅いことを意味し，このためBモード画像のフレームレートに比べてカラードプラのフレームレートは4～12分の1も遅くなる．換言すれば，流速推定精度を上げること，すなわち周波数推定精度を上げることと，画像のフレームレート時間，つまり画像が得られる時間の分解能とは相反することを意味する．

さて，各位置での流速を演算するために，カラードプラ法でもPWドプラ法と同様に各周期Tごとのサンプルデータを用いることを上述した．したがって，カラードプラ法はPWドプラ法と同様に推定速度レンジに制限が生じ，この制限速度を超える流速はエイリアシング現象を起こす性質をもつこともまったく同じである．カラードプラの画像上では，このエイリアシング現象は色の反転現象として観察される．

通常，カラードプラ法は流速の推定に4～12程度の送受信が必要と述べた．それに対して，PW法（通常この方法では周波数解析としてFFTを用いるのでここではFFT法を指す）などでは，フーリエ解析による周波数推定精度の関係から，少なくとも数十以上のデータが必要である．実際には64～128ものサンプルデータが用いられる．つまり，このデータを得るには超音波を同じ位置に向けて同じく64～128回も発射する必要があり，この方法ではリアルタイムに血流速を演算し，血流の二次元映像化を行うことは不可能である．それに対し，少ないサンプル数で平均周波数推定が可能な自己相関法は，二次元面上の流速のマッピングをリアルタイムで行うためにきわめて優れた方式である．

10.1.3　くし型フィルタのはたらき

カラードプラ法では，血球からのドプラ情報を基に血流速のマッピングを行うことを述べた．しかし，生体中には血液のほかにも動く組織があり，それらからもドプラ信号が得られてしまう．このため，血流情報のみを映像化するには，得られたドプラ信号の中から血球の動きに応じたドプラ信号成分を抽出す

る必要がある。幸いなことに，組織からの信号，これを**クラッタ信号**と呼ぶが，この不要なクラッタ信号のドプラシフト周波数は血流のそれに比べて低い。そこで，ドプラ信号を高域通過型フィルタに通すことにより，クラッタ信号を除去することが可能である。この目的に使用さるフィルタが，つぎに説明するくし型フィルタである。

このフィルタは，つぎの性質を利用する。1回目と2回目の送信により得られるエコー信号を比較すると，固定反射体からのエコー信号は両者とも同じ位置に現れるのに対して，移動する物体からの信号は移動距離に応じてそれらの位置がずれる。そこで，このフィルタは，図 10.4(a)に示すように，現在のエコー信号から1周期（T時間）前の信号を引く方法により，固定反射体からのエコー（クラッタ）信号を取り除き，移動する血球により生じたドプラ信号のみを出力することが可能である。

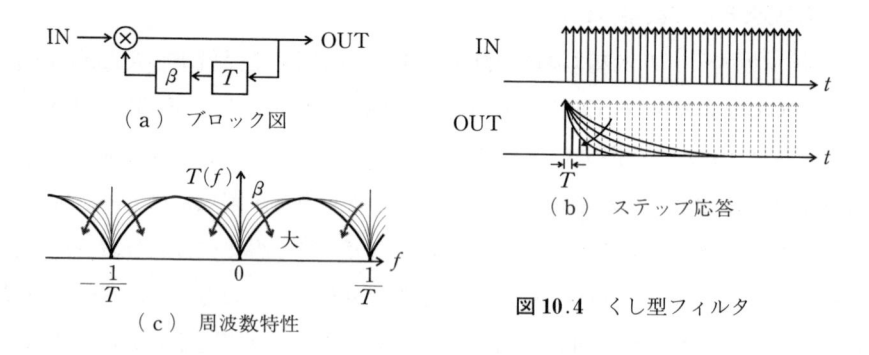

(a) ブロック図

(c) 周波数特性

(b) ステップ応答

図 10.4　くし型フィルタ

この図(a)の構成は，最も基本となる1次の巡回型（IIR）フィルタである。いま，固定反射体からのドプラ信号を入力（IN）に入力するとする。ただし，直交検波後の複素信号のうち，実部か虚部のいずれか一つの信号について説明するが，実際の回路では実部用と虚部用の二つが用意されている。さて，固定反射体からの信号は，T 時間後に得られる信号も同じ振幅値を有する。もし，この反射体が静止し続けるならば，その信号の波形は図(b)の IN に示すように，ある時刻から同じ振幅値が続く，ステップ状の信号になる。このような入力信号に対して，図(b)に示すフィルタの出力はステップ応答と呼ばれ，同図

の帰還ゲイン $\beta\,(0\leq\beta<1)$ によりその出力波形（OUT）が変化する。カラードプラ法ではリアルタイム性が重要であるため，少ないサンプル数で周波数推定を行っていることを上述した。このことは，フィルタ処理に使用できるデータ数も同時に少ないことを意味する。したがって，クラッタ信号に対しても少ない信号数で減衰する，つまりすぐに減衰するステップ応答が理想である。

　このフィルタ特性を得るためには，帰還ゲイン β を大きくすればよい。ところが，大きな帰還ゲインの β を設定すると，今度はフィルタの周波数特性が図(c)の太線が示すように立ち上がりの鈍い特性曲線になることが知られている。このように，立ち上がりの鈍い特性では，低周波領域にあるクラッタ成分を除去すると同時に低速の血流成分も減衰させてしまうことになる。フィルタの時間応答と周波数特性，つまりここでも時間応答と周波数帯域幅との相反性を考える必要がある。この相反性をなくすことは不可能であるので，各装置メーカはフィルタの次数やパラメータの係数を変えながら，この周波数特性の曲線の形や遮断周波数の位置を経験から定め，医師が望む適切なフィルタ特性を得ている。

　ところで，このフィルタの周波数特性が，図(c)のように $1/T$ の周波数ごとにノッチ（感度が0になる点）がある特性になることから，くし型フィルタと呼ばれている。これらのフィルタについては，興味深い理論が数多く研究されているが，紙面の制約から，それらの細かな説明は他の専門書に譲ることにする。

10.1.4　複素自己相関器の回路構成

　平均流速を演算する複素自己相関器を，具体的な回路で構成してみよう。この構成図を図10.5に示す。入力信号としてエコー信号の直交検波信号（解析信号）を用いる。ただし，この複素自己相関器の前に，くし型フィルタによりクラッタノイズを除去しておくことが一般的である。直交検波信号は二つの信号からなり，それぞれを実部と虚部の信号に割り当て，複素数信号として扱う。そこで，自己相関器も複素演算を行う回路となっている。この自己相関法

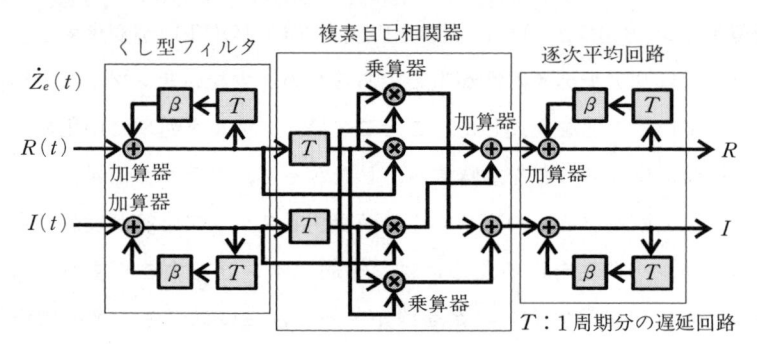

図 10.5 複素自己相関器

では，原理的に 2 回のエコーで流速の推定が可能であるが，ノイズや流れ自体のゆらぎ等を考慮して，最後の逐次平均回路により 4〜12 回程度のデータから平均流速値を得る．

最近では，この回路を小さな論理回路で図 10.5 のように構成するほかに，ディジタル信号処理プロセッサ（DSP）を用いてソフトウェアでも実現できるようになってきた．

10.1.5 カラードプラ法による流速可視化の精度

カラードプラ法では，すでに述べたように超音波パルス波を用いることから，流速推定に PW ドプラ法と同じにエイリアシングの問題が生じる．つまり，計測可能な最高流速値はパルスの繰返し周波数（PRF）により制限を受けることを述べた．しかし，実際の血流ではさらに注意を要することがある．それについて，以下に図 10.6 を用いながら説明しよう．

生体中では，血液が単一の速度で流れることはまずないと考えてよい．その血流は拍動流であり，観測時間内に血流速の加速や減速が起こる．また，たとえ拍動の影響がないとしても，血管内の位置により異なる速度を有する．これは血液が粘性をもつため，血液の流速は一般に血管壁の付近で遅く，血管の中心付近で速くなる．図(a)に示すように，超音波ビームと血流の交わる場所をドプラ検出のサンプルボリューム（SV）と呼ぶが，この一つの SV 内でも，その流れはある幅をもった流速の分布を示す．

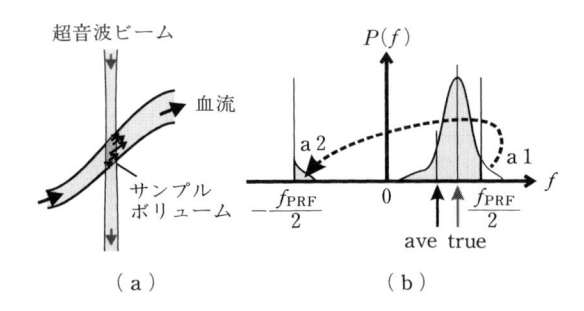

図 10.6 カラードプラ法の精度

ここで，この有限の血流分布の一部（図(b)）が，パルスの繰返し周波数 f_{PRF} の半分，つまりナイキスト周波数を超え，エイリアシングを起こしていると仮定する。このような状況下でも，PW ドプラ法では FFT 表示のために観測者がそのエイリアシングの状態を一目で把握できる。それに対して，カラードプラ表示では SV 内全体の平均値をカラー表示する。すなわち，エイリアシングにより a1 のスペクトラム成分が負の方向の流れ（反対方向の流れ）として観測されると，SV 内の平均値はその影響を強く受けて低目の値となる。つまり，エイリアシングによる a2 のためにドプラ信号の真の平均値（true）より，スペクトラムの平均値（ave）は低くなってしまう。しかも，このとき観測者は，PW ドプラ法のようにエイリアシングが生じていることを直接には感知できないため，誤った流速値を観測してしまう危険がある。

10.1.6 極低速血流の可視化

カラードプラの普及に伴って，最近では腫瘍（しゅりゅう）内を流れる血流など，極低速の血流を観察する要求が高まってきた。このような低速流をドプラ効果により検出するには，どのようにすればよいであろうか。ここで重要となる点は，いかに組織からの非常に勢力の大きいクラッタ信号を抑え，組織内の細い血管等を流れる極低速血流からの微弱なドプラ信号を検出するかである。

PW ドプラ法では，この方法として前章で述べたようにウォールモーションフィルタが用いられ，低周波数成分を多く含むクラッタ信号を取り除き，ドプ

ラ信号を抽出している。カラードプラ法においても，くし型フィルタが同様なはたらきをする。ここで，10.1.3 節に示したこのフィルタの特性を思い返していただきたい。カラードプラ法では，流速のマッピングを高速で行う必要がある。このため，PW ドプラ法のように，観測位置を固定して長時間ドプラ信号を観察することができない。そこで，通常は数点のドプラ信号のサンプルデータ（例えば 10 点）から，そこの位置での平均流速値を推定する。しかし，それとて観測時間はたかだか $10T$ 秒程度である。ただし，T はパルスの繰返し周期の時間である。この程度の観測時間内では，極低速血流内の血球が十分に移動したようには観測できないことがある。それでは，$40T$ まで観測時間を伸ばしたらどうであろうか。この場合，血流の観測時間が 4 倍長くなり，平均流速の推定精度が上がる。さらに，くし型フィルタのロールオフ特性が向上し，つまりフィルタの遮断特性が急峻となり，クラッタ信号の除去率が向上する。この点について，**図 10.7** を用いて少し詳しく説明する。

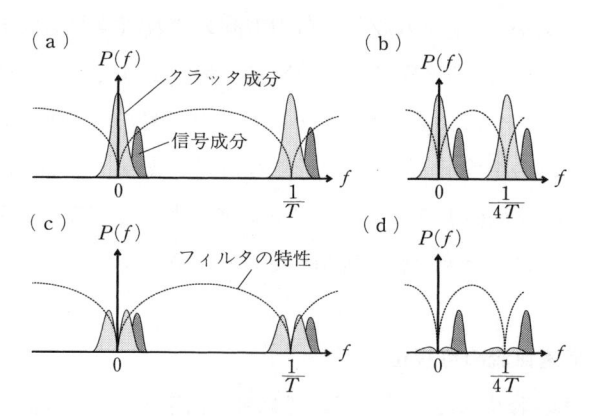

図 10.7 くし型フィルタの特性によるクラッタ除去の様子

図（a）は，クラッタと信号の各スペクトル成分を示す。これらの信号成分は周期 T でサンプルされるため，$1/T$ 周波数ごとに同じスペクトラム成分が現れる。また，くし型フィルタの特性を点線で示した。この特性は，ゼロ周波数および $1/T$ 周波数ごとに減衰する特性を有する。このフィルタ特性により，ゼロ周波数付近に集中するクラッタ信号を抑圧することが可能である。この様

子を，図(c)に示す．この図では，クラッタ成分はフィルタによりその勢力が弱まるが，同時に肝心な信号成分も弱まっている．これは T が小さく，このため，くし型フィルタの特性の遮断特性（ロールオフ特性）がゆるやかであるために，クラッタと同時に信号成分も減衰を受けているからである．これに対して，サンプリング周期を例えば4倍長くすると，くし型フィルタのヌル (null) 点（伝達関数が0となる点）が0周波数に近くなる．したがって，フィルタの遮断特性が急峻となる．ここで重要な点は，このとき信号やクラッタのスペクトルの帯域幅などは変化しないことである．このため，あまりサンプル周期を長くしすぎると，これらのスペクトルの一部が互いに重なり合い始め，エイリアシングが生じる．しかし，このサンプリング周期を適切に設定すると，信号成分をあまり抑圧せず，クラッタ成分をうまく抑圧することが可能となる．

　以上の説明から，極低速流のカラードプラ表示にはドプラ情報を得るサンプリング周期を長くすることが有効であることがわかった．通常，カラードプラ表示では，数回の送受信で1ライン上の各点の情報をサンプルする．そして，断層面上の血流情報をマッピングするために，断層を構成する走査ラインすべてについてこれを繰り返す．そこで，もしこのサンプリング周期を例えば4倍長くすると，カラードプラ表示の画像を表示する時間が単純に比例して4倍長くなる．つまり，フレームレートが4分の1に落ちることになってしまう．そこでフレームレートを落とさずにドプラのサンプリング間隔を広げる方法が考え出された．この方法を**図10.8**を用いて説明しよう．

　図(a)は，通常の超音波の送信方法を示している．いま，カラードプラ表示が128本の超音波走査線から構成されると仮定する．#1から#128までがそのライン番号にあたる．また各ライン番号の列の番号は送信の通し番号である．すなわち，#1の列の初めの箱の中の1が1回目の送信で得られるドプラ情報を表す．続いて，#1の列で2番目の送信が行われる．同様に，#1の走査線上では連続して8回の送信が行われ，それらのサンプルデータからライン上の各点でのカラードプラ演算が行われる．以上を#2の走査線上において繰り返し，

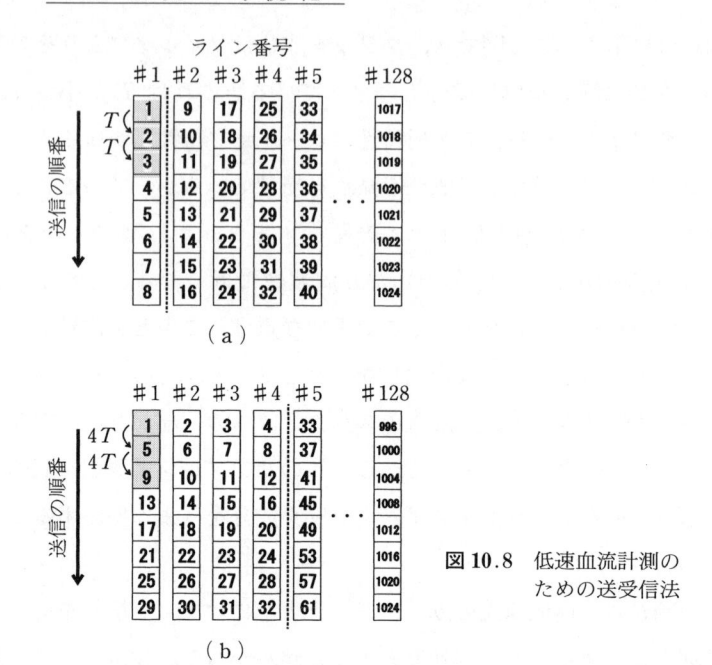

図10.8 低速血流計測のための送受信法

#128まで行う．この送信方法では，前述したように，各送信の間隔を広げるとそれに比例して単純に画像の完像時間が延びてしまう．

図(b)ではドプラのサンプリング間隔を4倍にする方法を示している．この方法では，#1から#4までの超音波ラインを1ブロックにまとめ，送信をそのブロック内で順次1回ごとに行う．例えば，図(b)では#1のつぎは#2と続き，#4の後，再び#1の2回目の送信へと続くことが示されている．この方法では，毎回の送信間隔は(a)と同じでありながら，各超音波ライン上のサンプル間隔は4倍になることがわかる．つまり，画像のフレームレートは落とさずに，なおかつ低速血流の計測に適するようにドプラのサンプルレートを遅くできる優れた方法である．

10.2 パワードプラ

パワードプラ（power doppler）は，カラードプラ法と同じくリアルタイム

に血流を可視化する方法である。カラードプラ法が血流の速度情報を色相表示しているのに対して、パワードプラ法は血流の方向や速度の解析を捨て、その代わりに血流の存在を高感度でマッピングできる特徴をもたせたものである。カラードプラ法が心臓疾患に適しているのに対して、パワードプラ法は腹部領域での微細な血管系の観察に有効である。例えば、腎血流や腫瘍内血流の観察には非常に多く用いられている。

10.2.1 パワードプラの特徴

パワードプラの原理は、カラードプラに比較して単純である。**図10.9**を見て容易にわかるように、周波数解析を行う自己相関器は不要である。要するに、くし型フィルタ（comb filter）によりドプラ信号のみをクラッタ信号から分離した後に、このドプラ信号のパワーを演算する。そして、その強度に応じて色表示を行う方法である。では、なぜこのように単純な原理でありながら、カラードプラより血流の検出能が高いのであろうか、考えてみよう。

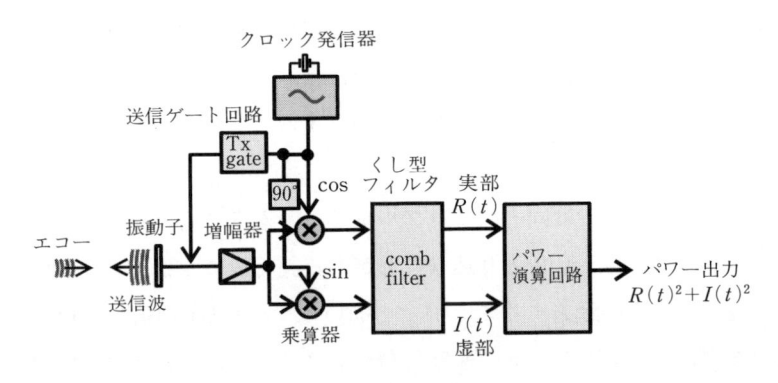

図10.9　パワードプラ装置の構成図

腫瘍内の血管の多くは、かなり細い場合が多い。このため、ドプラ検出のサンプルボリューム内には流れの方向の異なる血流が同時に入り込むことが多くなる。このような状態では、**図10.10(a)**のように流れの分布が正と負の領域に存在することになる。この場合に、カラードプラのように平均流速を表示する方法では、正と負の速度分布が打ち消し合い、その結果、平均流速値は0に

図 10.10 カラードプラの特徴

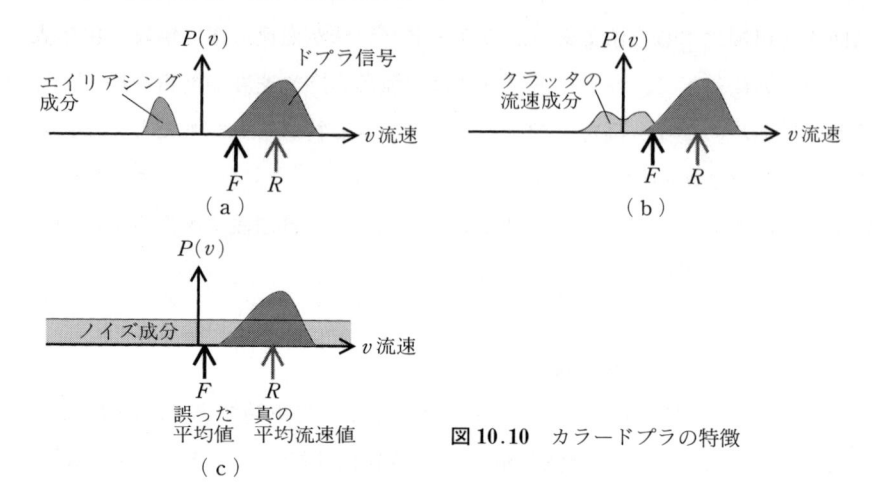

近くなる。すると，カラードプラ法では 0 に近い速度は暗い輝度値で表示されることが多いので，この表示法では細い血管など暗く目立たない表示となってしまう。これに対して，パワードプラでは流れの方向や速度は分析せずに，0 速度を除くすべての速度成分の和を求める。このため，細い血管でも血流が存在し，そこからドプラ信号が得られる場合には，移動する血球からのエコー信号のパワーを明るい，例えば赤色などで表示することができるために，血管の検出感度がよくなる。

腹部内の細い血管では同一のサンプルボリューム内に実質臓器からのエコー信号がクラッタ信号として入り込むことがある。一般にくし型フィルタではクラッタ信号を完全に除去することができないので，もし図 10.10(b)のように除去できずに残ったクラッタの速度分布がドプラ信号の分布と同時に存在する場合を考えると，本来 R の速度値であるべきところが，従来の速度表示ではその値より低い F の流速値と表示される。細い血管の場合ほど，このクラッタ対血流信号の比が増す傾向にあるため，平均速度値 F と正しい値 R との差が開くことになる。パワードプラでは，このクラッタのパワーも含めて表示されてしまうが，血流からの情報が失われることはない。

第三は，装置内のノイズの影響である。診断部位が探触子から深く離れてい

る場合では，生体の減衰特性などの影響でドプラ信号がきわめて小さく弱い場合がある。この場合は，図(c)が示すようにドプラ信号がノイズに埋もれ，かろうじて少し頭を出している状態である。この状態の平均流速値は，F のようにほとんど 0 付近にきてしまい，ドプラ信号の分布が多少変化したとしても，平均速度にはほとんど反映しない。一方，パワードプラではノイズはどこでも場所に関係なく存在するが，血管部位では血流からのドプラ信号のパワーが加算されるため，血管の周囲と血管部位とを識別することができる。

以上，パワードプラが流速表示より血流の検出感度が良い理由を説明してきたが，この方法は分解能の点でも有利である。それについて考えてみよう。

図 10.11(a)に，超音波ビームと血管（vessel）とが描かれている。ビームが血管の端にある場合と血管の中央を突き抜ける場合について，パワードプラとカラードプラとをそれぞれ比較してみよう。比較に際して，つぎの仮定を想定する。まず，血流速は血管内の場所によらず一定とする。また，ドプラ信号の感度も，超音波ビーム内のどこでも等しく一定であるとする。この仮定は，特に細い静脈系の血管で成り立つことが多い。さて，超音波ビームが血管を横切るように x 方向に走査させ，このとき得られる表示結果を図(b)に示す。カラードプラでは，ビームが血管の端でも中央でも，もともと血管内を流れる

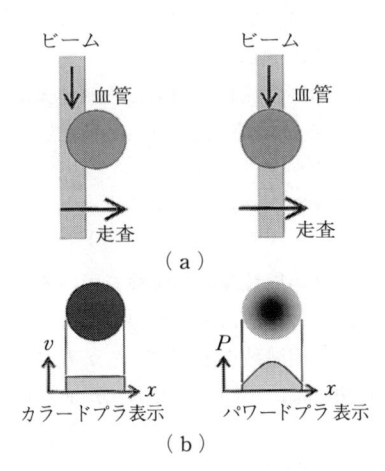

図 10.11 空間分解能の違い

血流値が一定しているので，表示結果は円内部が一様色になる。これに対して，パワードプラではビームの位置が血管の端と中央とにある場合とで，ビーム内にある血流量が異なってくる。端ではサンプルボリューム内での血流量が少ないため，ドプラ信号のパワー値は小さく，逆に中央では高くなる。したがって，表示では円の周囲で輝度が弱く中央で高くなる。両者の表示を比較すると，パワードプラのほうがカラードプラより細く見え，分解能が高いように観察することができる。つまり，腎臓などのように細い血管が細かくたくさん隣接して存在する臓器の毛細血管などを観察する場合には，両者ともに個々の血管を分離して表示することが困難である。しかし，パワードプラでは上記のように血管像の内側と外側とで色または明暗の変化があるために，そのような場合にも個々の血管を分離して認識できる特徴がある。

問　　題

〔1〕 なぜ，くし型フィルタが必要となるのか。もしこのフィルタを取り除いたとするとどのような不都合が生じるであろうか。

〔2〕 一定方向に血液が高速に流れているところで，カラードプラ表示の色が赤から極端に青のように不連続に変化することがある。これはなぜ起こるのか。

〔3〕 高速血流を観察するには，高い周波数，低い周波数のどちらの探触子を用いたほうが，エイリアシングを起こさず，適しているか。

〔4〕 カラードプラ表示において，同じ速度で流れる血流の色が体表から浅い部位を拡大して表示する場合と，体表から深い部位まで広い範囲を観察する場合とで，どのように異なって表示されるか。

〔5〕 カラードプラ表示よりパワードプラ表示のほうがクラッタノイズや電気的ノイズに対して強い理由を述べよ。

〔6〕 極低速流変化を可視化するには，高い周波数の超音波を用いるとその変化がわかりやすいのはなぜか。しかし，この方法は深い部位の血流を観察するには適さない。これはなぜか。それでは，周波数を上げずにしかもフレームレートも下げずに低速流の変化を観る方法には，どのような方法があるか。

11 ハーモニック映像法

この章では，エコー信号の2次高調波成分を映像化する方法の原理と特徴について解説する。

11.1 ハーモニック映像法の種類

入射された超音波が音響インピーダンスの異なる境界で反射し，エコー信号となることを2章で説明した。その境界が移動しない限り，つまりそのエコー信号がドプラ偏移を受けない限り，エコー信号の中心周波数は送信波のそれとほぼ等しい。ただし，音響伝搬媒質中の周波数依存性減衰はないと仮定する。この中心周波数を**基本周波数**（fundamental frequency）と呼ぶと，このエコー信号には基本周波数付近のスペクトラム成分以外は含まれない。ところが，水中に置いたハイドロホンで実際に伝搬している超音波を観測すると，ハイドロホンが深いところに設定されるに伴って，図11.1に示すように，超音波の波形が徐々に送信波のそれと異なる現象が観察される。これは，水中での音速が音圧により異なるために，超音波パルス波が水中を伝搬するに伴ってこの影

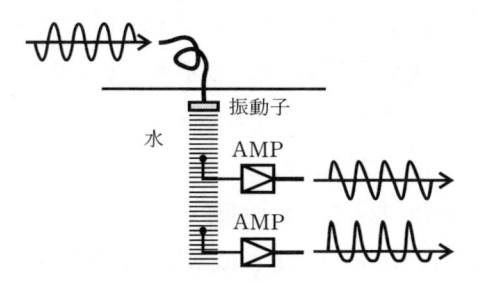

図11.1 水の非線形音響特性

響が蓄積されるためである．音響伝搬媒質中での音圧と音速のこのような非線形性を積極的に利用した映像法を，ここでは**ハーモニック映像法**と呼ぶことにする．また，音圧による反射体や散乱体自体の振動が音圧の変化に対して非線形な振る舞いをする性質を利用した映像法も，含めることにする．

　これらの映像法は，いずれもエコー信号の2次高調波成分を抽出し，その情報を映像化するものである．ただし，その高調波の発生源が上記のように生体組織が本質的にもつ音響伝搬特性に起因する場合と，特定の反射体，すなわち生体組織のエコー像を増強させるために外部から生体内へ注入するエコー造影剤（エココントラスト剤）に起因する場合とがある．開発の経緯からここでは後者から説明しよう．

11.2　コントラスト剤によるハーモニック映像

　各生体組織の音響インピーダンスは，2章の表2.1で示したように，水のそれと比較してわずかに異なる．それゆえ，それら音響インピーダンスの異なる組織の境界部からは，微弱なエコー信号が得られる．しかし，ある種の腫瘍などは，その音響インピーダンスが周囲の正常組織のそれとほぼ等しい場合がある．このような場合に，腫瘍部位をその周囲の組織と区別して観察することを目的として，血液中にCO_2ガスのマイクロバブルを直接注入する方法が開発されている．CO_2アンギオグラフィがそれである．しかし，この方法ではバブルの大きさをそろえることができない点や，バブルを数ミクロンまでに小さくすることができないなどのために，このバブルは肺で容易に吸収されて消滅してしまう．このため，体の各組織の超音波造影効果を得るには，各組織に供給される直前の動脈系にこのバブルを注入しなくてはならず，患者にとっては大きな負担になっていた．また，注入後もガスと血液が直接に接触しているために，短時間でバブルが消失するなどの問題があった．そこで，安定した造影効果を得るため，図11.2に示すように，酸素や窒素などのガスを薄い幕（セル）で覆ったもの（これを**エココントラスト剤**(contrast agent)と呼ぶ）が，お

11.2 コントラスト剤によるハーモニック映像

図11.2 コントラスト剤

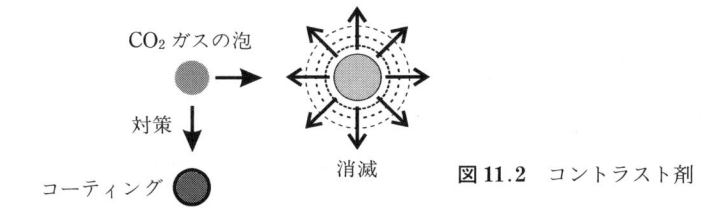

もに欧米のメーカで開発されている．その種類は，現在開発中のものを含めると数十にも及ぶ．

これらの造影剤の素材は多種であるが，その構造は上記のように気体をセルで覆ったものである．これにより，造影剤と液体（血液）との間には音響インピーダンに顕著な差が生じ，造影剤からは非常に強いエコー信号が得られる．そこで，この造影剤をガン細胞に入り込んでいる血管内に注入すると，造影剤がガン組織に入り込み，通常，画像上で周囲組織との判別が困難であるようなガン組織でも，徐々に高輝度のエコー像として映像化される．このように，造影剤を用いて観察したい組織と周囲組織とを画像上で積極的に差をつけて表示する方法が，コントラストエコー法である．

これらのコントラスト剤からは強いエコー信号が得られことを述べたが，それ以外に，それらが振動する際の形の非線形性により，それらから得られるエコー信号には高次の周波数成分が含まれていることが知られている．例えば，3 MHz の超音波を送波すると，コントラスト剤からの散乱波には，3 MHz の周波数成分のほかに，わずかではあるが 3 MHz の 2 倍，3 倍などの高次の周波数成分が含まれている．**図11.3** に示すように，コントラスト剤に超音波が照射されるとコントラスト剤は振動するが，このとき，コントラスト剤の固有振動数と超音波の周波数とが一致するとコントラスト剤は共振し強く振動する．コントラスト剤が強く共振すると，**図11.4** に示すようにコントラスト剤の収縮時と膨張時とでシェルの変化量が異なる現象が生じる．すなわち，励振波が正（＋）のときコントラスト剤は圧縮され，負（−）のときには膨張する．このとき，コントラスト剤は圧縮時よりも膨張時のほうが大きく変化するため

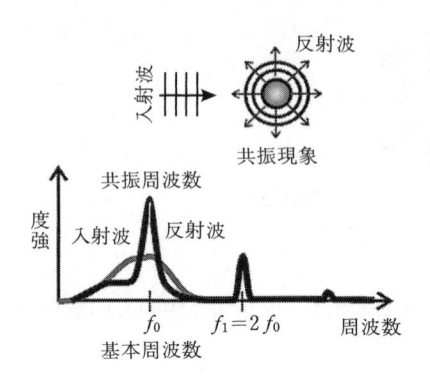

178　11. ハーモニック映像法

図 11.3　コントラスト剤からの反射波　　**図 11.4**　コントラスト剤の非線形振動

に，そのコントラスト剤の振動により発生するエコーの波形は＋と－の方向で非対称なゆがんだ波形となる．これが，コントラスト剤の振動の非線形現象である．この波形のスペクトラムを調べると，2次，3次，等々の高調波成分が観察される．図11.3に示すように，入射波のスペクトラムが f_0 を中心としたある帯域の周波数成分をもつとき，コントラスト剤は f_0 の周波数で強く共振する．それと同時に，コントラスト剤からのエコー信号には，入射波にはない周波数帯域に $2f_0$ のスペクトラム成分が含まれていることが観測される．これがハーモニックス成分一つである．そこで，このハーモニックス成分の中で最もエネルギーの大きな2次高調波成分のみをフィルタで抽出して映像化する方法が開発された．

　生体組織からは送信周波数と等しい周波数が戻る．これをハーモニックエコーに対して**基本周波数**（fundamental frequency）**のエコー**と呼ぶ．送信周波数の2倍の周波数成分を用いて映像化を行うと，基本周波数のエコーのみを用いた従来のコントラスト映像法に比べて，コントラスト剤が注入された組織の画像がより鮮明に表示されることがわかった．生体組織からのエコー信号には，基本周波数成分が多く含まれている．そこで，この信号を2倍の周波数のみを通過するバンドパスフィルタに通すと，大きな減衰を受ける．一方，コントラスト剤からのハーモニックエコー信号は，それ自体の信号強度が基本周波数のエコーに比較して弱いが，このバンドパスフィルタでは減衰を受けないの

で，減衰を受けた基本周波数のエコー信号よりも相対的には大きな信号として表示される．これがコントラスト剤を用いたハーモニック映像である（**図11.5**参照）．

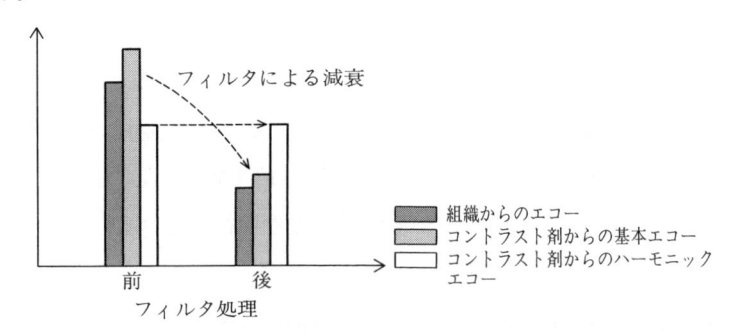

図11.5 コントラスト剤のハーモニックエコーと組織からのエコーとの比

最近では，通常の超音波検査に使用されている音圧レベルでもコントラスト剤が壊れることがわかってきた．このコントラスト剤が壊れるときに，強い非線形性が生じることが知られている．この性質を使用した新しい映像法も，開発されている．

11.3　生体組織からの2次高調波

前節では，コントラスト剤からのエコー信号にはハーモニック信号が含まれないことを述べた．しかし，コントラスト剤を用いたハーモニック映像法を研究しているときに，実は組織からもわずかにハーモニックエコーが生じることがわかっていた．当初，これはコントラストハーモニック映像にとっては都合の悪い現象であったが，逆にこの信号を積極的に映像化するといろいろ興味深い特性があることに気づいた．この節では，この特徴について述べるが，その前にまず，組織からハーモニック信号が発生する理由について考えることにする．

2章で，超音波の性質として音速について述べている．このとき，音が同じ媒質中を伝搬するかぎり，その音速は一定であるとした．しかし，厳密には縦

波の疎密部位で，音速がわずかながら異なることが知られている．すなわち，疎の部位では音速は遅く，密では速くなる．このため，図 11.6 に示すように，媒質中を伝搬する正弦波状の音波は，その伝搬距離が長くなるにつれて鋸歯状波に近づいてくる．この波形のスペクトラムには，その波形の基本周波数のほかに，高調波成分が多く含まれている．これが，組織からのエコー信号に含まれるハーモニック信号の発生メカニズムである．ただし，組織の構造が音波により振動する際の非線形性については，いまだ不明な点が多い．ここではこの影響を考慮しない．以下にこの非線形性の重要な特徴を述べる．

（a） 波形のひずみは蓄積する．
（b） 第 2 高調波の振幅は入射超音波の振幅の 2 乗に比例する．

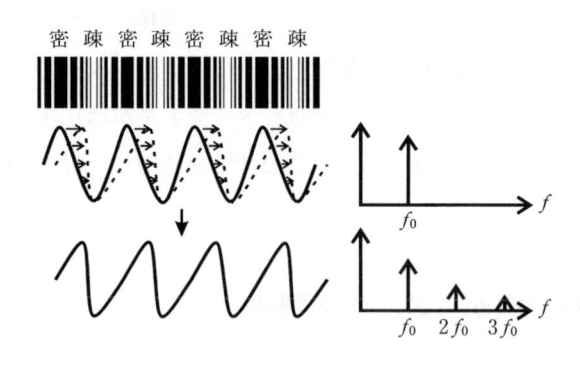

図 11.6 非線形音響媒質中を伝搬する音波

音波の伝搬距離が短いときにはわずかなひずみでも，その距離が長くなるに伴ってひずみが蓄積され大きくなり，ハーモニックの発生が大きくなる．

入射波の振幅に比べて生体からのエコー波の振幅は非常に小さいので，ひずみの蓄積は片道のみで起こると考えて問題ない．また，集束近傍では音圧が高いので，高調波の発生が大きい．多くの超音波診断装置では，送信フォーカス点の位置をユーザが変えることが可能である．したがって，ハーモニック影像では，特に観察対象部位にこのフォーカス点を合わせることが重要である．

11.4 生体組織からの2次高調波を利用したハーモニック映像

(a) 方位分解能の良い画像

非線形効果は，上記の特徴(b)から送信音圧の高い送信ビーム中央で強いが，ビームの中央から端になるほど，音圧の低下に伴い急激に弱くなる。この効果により，非線形効果の生じる範囲はビーム中央に制限され，結果として送信の方位分解能が向上する。一方，生体内から得られるエコーの2次高調波を受信してビームフォーミングを行う際にも，方位分解能の向上が生じる。例えば，2 MHz の送信波でも受信時には4 MHz の周波数成分を利用できるので，深部でも方位分解能を向上することができる。

(b) ノイズの少ない画像

超音波画像にはさまざまなノイズ像が生じるが，その中でも，多重反射によるノイズとサイドローブによるノイズは特に大きな問題である。ハーモニック映像は，その問題解決の一つの方法である。多重反射によるアーチファクトの原因は，振動子から送り出された音波が振動子と近くの反射体との間で何回も往復することにより生じるものと，ある深さにある複数の反射体間で往復することにより生じるものとがある。いずれの場合にも，基本周波数による通常のBモード画像では多重像として現れ，画像を劣化させる要因となる。一方，ハーモニック映像では，そのアーチファクト像が少ない。これは，前節の(b)の性質により，非線形のひずみは音圧の2乗に比例するため，一度反射体で反射したエコー波はその音圧が低くなり，同節(a)の蓄積の効果が生じないことによる。

もう一つの理由は，サイドローブがもともとメインローブよりも音圧が30〜40 dB も小さいこのため，これによるハーモニックの勢力は60〜80 dB も小さいことになる。このため，サイドローブにより生じるノイズの極めて少ない画像が得れる。

(c) 最適な部位

非線形音響媒体中では，ハーモニックの蓄積効果から，より深い部位でハーモニックの画像の感度が増すはずである。しかし，生体では，2章で述べたように，周波数依存性の減衰（FDA）により高周波の音波が大きな減衰を受けるために，深い部位では2次高調波信号が装置内のシステムノイズ等に埋もれてしまう。このように，互いに相反する性質があるために，ハーモニック映像に適する部位は図11.7に示すようにほぼ中間の距離となる。

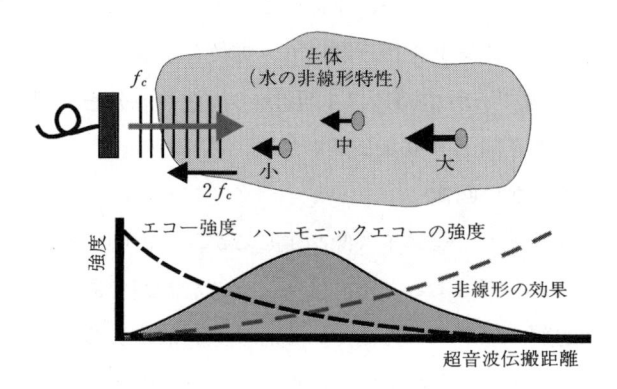

図11.7　ハーモニック映像に適する部位

(d) 距離分解能とのトレイドオフ

振動子の周波数特性は，有限な帯域幅をもつ。一方，ハーモニック映像法では，同じ振動子の有限な帯域幅の中で，送信波の帯域とハーモニック信号の受信用の帯域との両方を分離してそれぞれ確保しなくてはならない。単純に考えて，送受信に通常の半分の帯域幅しか使用できないことになる（図11.8(b)）。エコーのパルス幅がその帯域幅の逆数に比例することから，距離分解能の点に関しては，振動子の有効な全帯域を利用して超音波を送波し，かつこの全帯域を使用して受信する従来の映像法（図11.8(a)）より，ハーモニック映像法のほうが距離分解能が低下する。装置の設計では送信波の帯域をどの程度のするのか，また受信時に2次高調波を抽出するバンドパスフィルタのバンド幅をどの程度とするのかが課題となる。

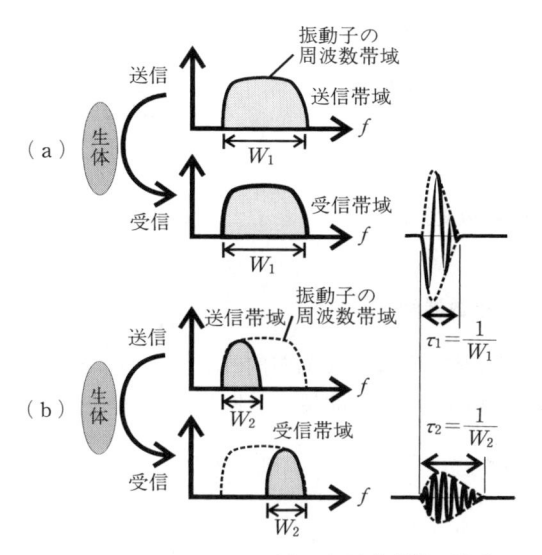

図11.8 ハーモニック映像の周波数帯域と波形

（e） 未解明の発生機構

　高調波の発生機構について，音響媒質中の音速の非線形性を挙げた。事実，水中での音波の波形を観察すると鋸歯状波が観察され，これを裏付けている。しかし，心臓のハーモニック画像では心室内膜の境界が明瞭になることや，肝臓内の腫瘍や膵臓などの描出に優れる点について，正確な発生機構は未解明である。今後のさらなる研究が待たれるところである。

問　　　題

〔1〕 コントラスト剤による高調波エコーの発生機構について述べよ。
〔2〕 音響媒質中での高調波エコーの発生機構について述べよ。
〔3〕 生体組織からの2次高調波の性質を二つ挙げよ。
〔4〕 通常の基本周波数を用いたBモード画像と比較して，なぜハーモニック影像では送信波の方位分解能よりもエコーの方位分解能が優れる傾向があるのか。
〔5〕 なぜ，ハーモニック映像では多重などのアーチファクト像が少ないのか。

付　　　　録

S1　フーリエ級数

S1.1　フーリエ級数展開

周期関数 $x(t)$ が有界で不連続点が有限個のとき，$x(t)$ は次式のようにフーリエ級数に展開できる（式(S.1)）。周期関数の周期は T であるとする。

$$x(t) = \frac{a_0}{2} + \sum_{n=1}^{\infty}(a_n \cos(n\omega_0 t) + b_n \sin(n\omega_0 t)) \tag{S.1}$$

ただし

$$\omega_0 = 2\pi f = \frac{2\pi}{T}$$

$$a_0 = \frac{2}{T}\int_0^T x(t)\,dt,\quad \frac{a_0}{2} = \frac{1}{T}\int_0^T x(t)\,dt$$

$$a_n = \frac{2}{T}\int_0^T x(t)\cos(n\omega_0 t)\,dt$$

$$b_n = \frac{2}{T}\int_0^T x(t)\sin(n\omega_0 t)\,dt$$

式(S.1)を変形すると

$$x(t) = \frac{a_0}{2} + \sum_{n=1}^{\infty}(\sqrt{(a_n)^2 + (b_n)^2})\cos(n\omega_0 t - \theta_n) \tag{S.2}$$

ただし，$\theta_n = \tan^{-1}(b_n/a_n)$

まったく同様に

$$x(t) = \frac{a_0}{2} + \sum_{n=1}^{\infty}(\sqrt{(a_n)^2 + (b_n)^2})\sin(n\omega_0 t + \phi_n) \tag{S.3}$$

ただし，$\phi_n = \tan^{-1}(a_n/b_n)$

式(S.2)または式(S.3)から，周期関数は基本波のほかに非常に多くの高調波からなる。言い換えれば，周期関数は非常に多くの周波数成分を含み，周波数スペクトルは離散的になる。

S1.2　フーリエ級数の複素表現

フーリエ級数は，次式のように複素数で表される。

$$x(t) = \sum_{v=-\infty}^{\infty} X_n e^{jn2\pi f_0 t} \tag{S.4}$$

$$X_n = \frac{1}{T}\int_0^T x(t) e^{-jn\omega_0 t} dt \tag{S.5}$$

S 1.3 X_n と a_n, b_n の関係

フーリエ級数の係数間には

$a_n = a_{-n}$, $b_n = -b_{-n}$

$a_n = X_n + X_{(-n)}$

$b_n = j(X_n - X_{(-n)})$

の関係がある。

S 2 フーリエ変換（フーリエ積分）

　孤立波形や非周期的波形は，絶対積分可能なら，その波形の周波数成分はフーリエ積分で求めることができる．一般に，このような波形の周波数成分（スペクトル）は連続になる．また，このフーリエ積分をもとに，元の時間関数も同じ積分形式で逆に計算できることから，時間と周波数の関数がフーリエ変換対として表される．ここでは，フーリエ変換において，角周波数 ω を変数とする場合，$X(\omega)$ と周波数を変数とする場合 $X(f)$ に分けて，変換対を表 S.1 に示す．係数を除いて変換式は同じであり，$X(\omega)$ と $X(f)$ はおのおの角周波数，周波数を変数とする以外は，本質的に同じである．

　$x(t)$ に対し，フーリエ積分は

$$X(\omega) = \int_{-\infty}^{\infty} x(t) e^{-j\omega t} dt \tag{S.6}$$

$$X(f) = \int_{-\infty}^{\infty} x(t) e^{-j2\pi f t} dt \tag{S.7}$$

となり，時間関数 $x(t)$ は，$X(\omega)$, $X(f)$ から逆に

$$x(t) = \frac{1}{2\pi}\int_{-\infty}^{\infty} X(\omega) e^{j\omega t} d\omega \tag{S.8}$$

$$x(t) = \int_{-\infty}^{\infty} X(f) e^{j2\pi f t} df \tag{S.9}$$

と求められる．双対とは，時間関数 $x(t)$ のフーリエ変換を $X(f)$ とすると，この $X(f)$ の f を t に置き換えた時間関数 $X(t)$ のフーリエ変換は，元の時間関数において t の代わりに $-f$ を代入した $x(-f)$ に等しいことを表す．双対の関係は，非常

表 S.1 フーリエ変換（一般公式）

	時間領域 $x(t)$	角周波数領域 $X(\omega)$	周波数領域 $X(f)$
フーリエ変換対	$x(t)=\dfrac{1}{2\pi}\displaystyle\int_{-\infty}^{\infty}X(\omega)e^{j\omega t}d\omega$ $x(t)=\displaystyle\int_{-\infty}^{\infty}X(f)e^{j2\pi ft}df$	$X(\omega)=\displaystyle\int_{-\infty}^{\infty}x(t)e^{-j\omega t}dt$	$X(f)=\displaystyle\int_{-\infty}^{\infty}x(t)e^{-j2\pi ft}dt$
線形 （重ね合わせ）	$\alpha x(t)+\beta y(t)$	$\alpha X(\omega)+\beta Y(\omega)$	$\alpha X(f)+\beta Y(f)$
時間シフト	$x(t-t_d)$	$X(\omega)e^{-j\omega t_d}$	$X(f)e^{-j2\pi ft_d}$
双対	$X(t)$	$2\pi x(-\omega)$	$x(-f)$
時間の伸縮 （スケーリング）	$x(ct) \quad (c>0)$	$\dfrac{1}{|c|}X\left(\dfrac{\omega}{c}\right)$	$\dfrac{1}{|c|}X\left(\dfrac{f}{c}\right)$
周波数の伸縮 （スケーリング）	$\dfrac{1}{|c|}X\left(\dfrac{t}{c}\right)$	$X(c\omega)$	$X(cf)$
周波数のシフト	$x(t)e^{j\omega_c t}$	$X(\omega-\omega_c)$	$X(f-f_c)$
変調	$x(t)\cos(\omega_c t)$	$\dfrac{1}{2}[X(\omega+\omega_c)+X(\omega-\omega_c)]$	$\dfrac{1}{2}[X(f+f_c)+X(f-f_c)]$
微分	$\dfrac{d^n x(t)}{dt^n}$	$(j\omega)^n X(\omega)$	$(j2\pi f)^n X(f)$
積分	$\displaystyle\iiint\cdots\int x(t)$	$\dfrac{X(\omega)}{(j\omega)^n},\ X(0)=0$	$\dfrac{X(f)}{(j2\pi f)^n},\ X(0)=0$
時間軸上の畳込み積分と周波数軸上の積	時間軸の畳込み積分 $x(t)\otimes y(t)$	角周波数軸での積 $X(\omega)\cdot Y(\omega)$	周波数軸での積 $X(f)\cdot Y(f)$
時間軸上の積と周波数軸の畳込み積分	時間軸での積 $x(t)\cdot y(t)$	角周波数軸の畳込み積分 $\dfrac{1}{2\pi}X(\omega)\otimes Y(\omega)$	周波数軸の畳込み積分 $X(f)\otimes Y(f)$

に便利である．例えば，**表 S.2** に示すように矩形波のフーリエ変換は中心から減衰振動するような sinc 関数になる．双対から，逆に時間軸上の sinc 関数は矩形の形をした周波数スペクトルをもつことがわかる．

応答等に頻繁に使われる畳込み積分（convolution integral）とフーリエ変換の関係は，次式で与えられる．

時間領域の畳み込み積分：

$$x(t)\otimes y(t)=\int_{-\infty}^{\infty}x(\tau)y(t-\tau)\,d\tau=\int_{-\infty}^{\infty}x(t-\tau)y(\tau)\,d\tau \tag{S.10}$$

この時間領域の畳込み積分に対するフーリエ変換は，おのおのの時間関数のフーリエ変換の積に等しくなる．すなわち

S2 フーリエ変換（フーリエ積分）

表 S.2 双対の例

	$x(t)$	$X(\omega)$
矩形波	方形波 $y(t)$, 振幅 A, 区間 $[-T/2, T/2]$	sinc 関数 $Y(\omega) = AT \dfrac{\sin\left(\omega \dfrac{T}{2}\right)}{\omega \dfrac{T}{2}}$
双対 (対称性)	$x(t) = Y(t) = AT \dfrac{\sin\left(t\dfrac{T}{2}\right)}{t\dfrac{T}{2}}$	$X(\omega) = 2\pi y(-\omega)$ 振幅 A, 区間 $[-T/2, T/2]$
双対 (変数 $T \to W$)	$x(t) = Y(t) = AW \dfrac{\sin\left(t\dfrac{W}{2}\right)}{t\dfrac{W}{2}}$	$X(\omega) = 2\pi y(-\omega)$ 振幅 $2\pi A$, 区間 $[-W/2, W/2]$

$$\left.\begin{aligned}
\int_{-\infty}^{\infty} [x(t) \otimes y(t)] e^{-j\omega t} dt &= \int_{-\infty}^{\infty} \left[\int_{-\infty}^{\infty} x(t-\tau) y(\tau) d\tau \right] e^{-j\omega t} dt \\
&= \int_{-\infty}^{\infty} \left[\int_{-\infty}^{\infty} x(t-\tau) e^{-j\omega t} dt \right] y(\tau) d\tau \\
&= \int_{-\infty}^{\infty} \left[\int_{-\infty}^{\infty} x(\eta) e^{-j\omega \eta} d\eta \right] y(\tau) e^{-j\omega \tau} d\tau \\
&= X(\omega) \int_{-\infty}^{\infty} y(\tau) e^{-j\omega \tau} d\tau \\
&= X(\omega) \cdot Y(\omega)
\end{aligned}\right\} \quad \text{(S.11)}$$

$\eta = t - \tau, \ \ t = \eta + \tau, \ \ dt = d\eta$

$$\left.\begin{aligned}\int_{-\infty}^{\infty}[x(t)\otimes y(t)]e^{-j2\pi t}dt &= \int_{-\infty}^{\infty}\left[\int_{-\infty}^{\infty}x(t-\tau)y(\tau)d\tau\right]e^{-j2\pi t}dt \\ &= X(f)\cdot Y(f)\end{aligned}\right\} \quad (S.12)$$

さらに，時間軸での二つの関数の積のフーリエ変換は，角周波数（周波数）軸上での畳込み積分に等しい．

$$\int_{-\infty}^{\infty}[x(t)\cdot y(t)]e^{-j2\pi ft}dt = \frac{1}{2\pi}X(\omega)\otimes Y(\omega) = X(f)\otimes Y(f) \quad (S.13)$$

ただし，角周波数および周波数軸上での畳込み積分は

$$F(\omega)\otimes G(\omega) = \int_{-\infty}^{\infty}F(\zeta)G(\omega-\zeta)d\zeta \quad (S.14)$$

$$F(f)\otimes G(f) = \int_{-\infty}^{\infty}F(\zeta)G(f-\zeta)d\zeta \quad (S.15)$$

である．

時間軸と周波数軸上における畳み込み積分をまとめると，表 S.1 になる．

S3 デルタ関数とサンプリング

S3.1 サンプリング関数

デルタ関数 $\delta(t)$ のフーリエ変換（積分）は

$$\int_{-\infty}^{\infty}\delta(t)e^{-j\omega t}dt = 1 \quad (S.16)$$

である．すなわち周波数成分は直流から無限大の周波数まで連続の周波数スペクトルをもつ．信号 $x(t)$ に対して一定間隔ごとにその値を取り出すことを考える．サンプリング間隔を $\varDelta t$，サンプリング周波数を f_s とすると，$\varDelta t = 1/f_s$ である．いま，サンプリング関数 $s_\delta(t)$ は δ 関数を用いて，次式のように表される．

$$s_\delta(t) = \sum_{k=-\infty}^{+\infty}\delta(t-k\varDelta t) \quad (S.17)$$

このサンプリング関数は無限個の値をもち，また，エネルギーやパワーも定義できないので，定義式に従って直接フーリエ変換を求めることはできない．しかし，サンプリング関数は $\varDelta t = T_s$ ごとに一つのパルスが存在するから，複素フーリエ級数の係数を求めると，式(S.5)において $x(t)$ を $s_\delta(t)$，T を T_s，ω_c を ω_s と置き換えて

$$\begin{aligned}X_n &= \frac{1}{T}\int_0^T x(t)e^{-jn\omega_0 t}dt \\ &= \frac{1}{T_s}\int_{-\frac{T_s}{2}}^{\frac{T_s}{2}}s_\delta(t)e^{-jn\omega_s t}dt\end{aligned} \quad (S.18)$$

$$= \frac{1}{\Delta t} \int_{-\frac{T_s}{2}}^{\frac{T_s}{2}} \left(\sum_{k=-\infty}^{\infty} \delta(t-k\Delta t) \right) e^{-jn\omega_s t} dt$$

$$X_n = \frac{1}{\Delta t} \int_{-\frac{T_s}{2}}^{\frac{T_s}{2}} \delta(t) e^{-jn\omega_s t} dt = \frac{1}{\Delta t} \tag{S.19}$$

表 S.3 フーリエ変換例

	時間領域 $x(t)$	角周波数領域 $X(\omega)$	周波数領域 $X(f)$
時間領域における δ 関数 impulse	$x(t) = \delta(t)$	$X(\omega) = 1$	$X(f) = \int_{-\infty}^{\infty} \delta(t) e^{-j2\pi ft} dt = 1$
時間領域における δ 関数	$A\delta(t)$	A	A
周波数領域における δ 関数	$x(t) = A$	$X(\omega) = 2\pi A \delta(\omega)$	$X(f) = A\delta(f)$
時間領域における δ 関数の時間移動(シフト)	$A\delta(t-t_d)$	$Ae^{-j\omega t_d}$	$Ae^{-j2\pi f t_d}$
周波数領域における δ 関数の周波数移動(シフト)	$Ae^{j\omega_c t}$	$2\pi A \delta(\omega - \omega_c)$	$A\delta(f - f_c)$
周期関数(時間領域)	$A\cos(\omega_c t) = \frac{A}{2}(e^{j\omega_c t} + e^{-j\omega_c t})$	$\pi A[\delta(\omega - \omega_c) + \delta(\omega + \omega_c)]$	$\frac{A}{2}[\delta(f - f_c) + \delta(f + f_c)]$
	$A\sin(\omega_c t) = \frac{A}{2j}(e^{j\omega_c t} - e^{-j\omega_c t})$	$-j\pi A[\delta(\omega - \omega_c) + \delta(\omega + \omega_c)]$	$\frac{A}{2j}[\delta(f - f_c) + \delta(f + f_c)]$
	$A\sin(\omega_c t + \theta)$ $= \frac{A}{2j}(e^{j(\omega_c t+\theta)} - e^{-j(\omega_c t+\theta)})$ $= \frac{A}{2}(e^{j\omega_c t}e^{j(\theta-\frac{\pi}{2})} - e^{-j\omega_c t}e^{-j(\theta+\frac{\pi}{2})})$	$\pi A \begin{bmatrix} \delta(\omega - \omega_c) e^{j(\theta-\frac{\pi}{2})} \\ + \delta(\omega + \omega_c) e^{-j(\theta+\frac{\pi}{2})} \end{bmatrix}$	$\frac{A}{2}\begin{bmatrix} \delta(f - f_c) e^{j(\theta-\frac{\pi}{2})} \\ + \delta(f + f_c) e^{-j(\theta+\frac{\pi}{2})} \end{bmatrix}$
	$x(t) = \sum_{n=-\infty}^{\infty} X_n e^{jn\omega_0 t}$ $= \sum_{n=-\infty}^{\infty} X_n e^{jn2\pi f_0 t}$	$\sum_{n=-\infty}^{\infty} 2\pi X_n \delta(\omega - n\omega_0)$	$\sum_{n=-\infty}^{\infty} X_n \delta(f - nf_0)$

したがって，式(S1.4)より

$$s_\delta(t) = \sum_{n=-\infty}^{\infty} X_n e^{jn\omega_s t} = \sum_{n=-\infty}^{\infty} \frac{1}{\varDelta t} e^{jn\omega_s t} \tag{S.20}$$

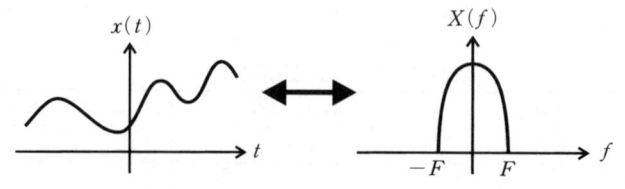

(a) 信号 $x(t)$ 　　(b) 信号のスペクトル：帯域制限（0　F）

$s_\delta(t) = \sum_{k=-\infty}^{\infty} \delta(t-k\varDelta t)$ 　　$S_\delta(f) = \sum_{n=-\infty}^{\infty} \left(\frac{1}{\varDelta t}\right) \delta\left(f-\frac{n}{\varDelta t}\right) = \sum_{n=-\infty}^{\infty} \left(\frac{1}{\varDelta t}\right) \delta(f-nf_s)$

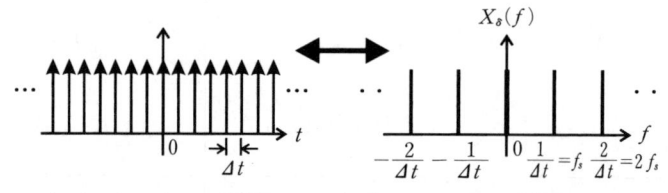

(c) サンプリング関数　　(d) サンプリング関数のスペクトル

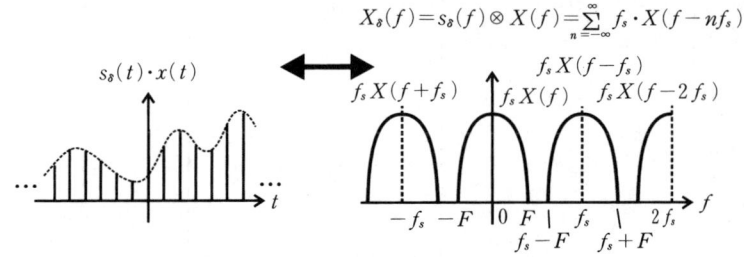

$$X_\delta(f) = s_\delta(f) \otimes X(f) = \sum_{n=-\infty}^{\infty} f_s \cdot X(f-nf_s)$$

(e) サンプリングされた信号　　(f) サンプリングされた信号のスペクトル

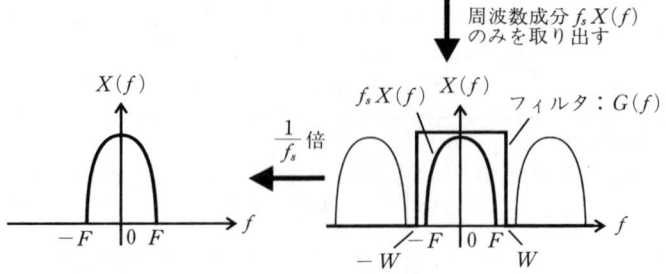

(g) 原信号のフーリエ変換　　(h) ローパスフィルタをかける
　　（周波数成分）

図 S.1　サンプリング定理

表 S.3 に示した，「周波数領域における δ 関数の周波数領域（シフト）」の関係から
$$Ae^{j\omega_c t} \Longleftrightarrow 2\pi A\delta(\omega-\omega_c) = A\delta(f-f_c)$$
であるから，$s_\delta(t)$ をフーリエ変換すると

$$S_\delta(f) = \sum_{n=-\infty}^{\infty} \frac{1}{\Delta t}\delta(f-nf_s) = \sum_{n=-\infty}^{\infty} \frac{1}{\Delta t}\delta\left(f-n\frac{1}{\Delta t}\right), \quad f_s = \frac{1}{\Delta t} \qquad (\text{S.21})$$

このサンプリング関数のフーリエ変換（フーリエスペクトル）は，**図 S.1(d)** のように，サンプリング周波数ごとにデルタ関数が現れ，スペクトルもデルタ関数になる。

S 3.2 サンプリング定理

図 S.1(a) の信号 $x(t)$ の周波数成分は，図(b)のように，$0 \sim F$ のみと仮定する。すなわち，$x(t)$ のフーリエ変換 $X(f)$ は $-F \sim F$ の周波数のみ存在するとする。

$x(t)$ を Δt ごとにサンプリングする。すると，Δt ごとにサンプリングされた信号（図(e)）は

$$x_\delta(t) = s_\delta(t) x(t) = \sum_{k=-\infty}^{\infty} x(k\Delta t)\delta(t-k\Delta t) \qquad (\text{S.22})$$

と表される。このサンプリングされた信号は信号とサンプリング関数の積であるから，サンプリングされた信号のフーリエ変換は各フーリエ変換の畳込み積分になる。

$$X_\delta(f) = \int_{-\infty}^{\infty} x_\delta(t) e^{-j\omega t} dt = \int_{-\infty}^{\infty} s_\delta(t) \cdot x(t) e^{-j\omega t} dt = S_\delta(f) \otimes X(f) \qquad (\text{S.23})$$

この式を計算すると

$$X_\delta(f) = f_s \sum_{n=-\infty}^{\infty} X(f-nf_s) \qquad (\text{S.24})$$

となる。すなわちサンプリングされた信号のフーリエ変換：$X_\delta(f)$ は，図(f)のように，$\cdots -2f_s, -f_s, 0, f_s, 2f_s, \cdots$ の位置に $X(f)$ が再現されたスペクトルになる。厳密には，$X(f)$ を f_s 倍したスペクトルが f_s ごとに現れる。このように，サンプリング関数とある波形の畳込み積分は，サンプリング関数の指定する位置にその波形が次々とコピーされる結果となる。

ここで注意しなければならないのは，これらの個々のスペクトルがたがいに重ならないようにするためには，図(f)において

$$F \leq f_s - F \qquad (\text{S.25})$$

を満足しなければならない。つまり，$2F \leq f_s$ となり，サンプリング間隔 Δt は

$$\Delta t = \frac{1}{f_s} \leq \frac{1}{2F} \qquad (\text{S.26})$$

としなければならない。これから，信号のもつ最大周波数の 2 倍以上の速さでサンプリングする必要のあることがわかる。

もし，$f_s<2F$ なら，式(S.25)を満足しなくなるから，図(f)において，サンプリングされた信号のスペクトルはたがいに重なる部分が生じる．このように，サンプリングされた信号のスペクトルがたがいに重なる現象を**エイリアシング**（aliasing）といい，重なった部分の周波数は区別ができないから，フィルタにより元の信号の周波数を特定できなくなり，元の信号も完全には再生できない．

元の信号をサンプリングされた信号から取り出すためには，$X(f)$ の逆フーリエ変換は $x(t)$ であることから，サンプリングされた信号のスペクトル $X_\delta(f)$ から原信号のもつ周波数成分 $X(f)$ を取り出せばよい．図(f)の $X_\delta(f)$ には $f_s X(f)$ が含まれているから，図(h)のように $f_s X(f)$ のみを取り出す低域フィルターを使用する．すなわち式の上では

$$f_s X(f) = G(f) X_\delta(f) \tag{S.27}$$

$$X(f) = \frac{1}{f_s} G(f) X_\delta(f) \tag{S.28}$$

とすれば，$X(f)$ が求められる．今度は，二つの周波数関数の積は各時間関数の畳込み積分に対応するから

$$x(t) = \frac{1}{f_s} g(t) \otimes x_\delta(t) \tag{S.29}$$

ただし

$$g(t) = 2W \frac{\sin(2\pi Wt)}{2\pi Wt} \tag{S.30}$$

$$x_\delta(t) = s_\delta(t) x(t) = \sum_{k=-\infty}^{\infty} x(k\varDelta t) \delta(t - k\varDelta t) \tag{S.31}$$

であるから

$$x(t) = \frac{1}{f_s} \int_{-\infty}^{\infty} g(\tau) x_\delta(t-\tau) d\tau = \frac{1}{f_s} \int_{-\infty}^{\infty} g(t-\tau) x_\delta(\tau) d\tau \tag{S.32}$$

より

$$x(t) = \frac{1}{f_s} \int_{-\infty}^{\infty} \left[2W \frac{\sin(2\pi W(t-\tau))}{2\pi W(t-\tau)} \right] \left[\sum_{k=-\infty}^{\infty} x(k\varDelta t) \delta(\tau - k\varDelta t) \right] d\tau$$

$$= \frac{2W}{f_s} \sum_{k=-\infty}^{\infty} \int_{-\infty}^{\infty} x(k\varDelta t) \frac{\sin(2\pi W(t-\tau))}{2\pi W(t-\tau)} \delta(\tau - k\varDelta t) d\tau \tag{S.33}$$

$$= \frac{2W}{f_s} \sum_{k=-\infty}^{\infty} x(k\varDelta t) \frac{\sin(2\pi W(t-k\varDelta t))}{2\pi W(t-k\varDelta t)} \tag{S.34}$$

$f_s = 2W = 2F$ とすると，サンプリング定理

$$x(t) = \sum_{k=-\infty}^{\infty} x(k\varDelta t) \frac{\sin(2\pi W(t-k\varDelta t))}{2\pi W(t-k\varDelta t)} \tag{S.35}$$

が得られる．ただし，$\varDelta t = 1/f_s$

S 3.3 時間軸と周波数軸のサンプリング

図S.1(e)では，全時間にわたり信号 $x(t)$ をサンプリングする理想の場合を考え

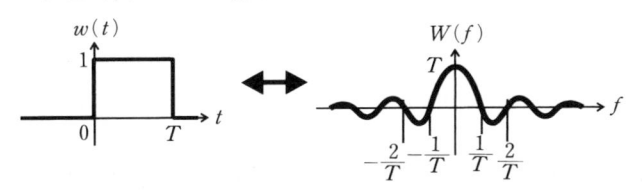

(a) 有限区間（窓関数，時間の制限）　(b) 時間制限された窓関数のスペクトル

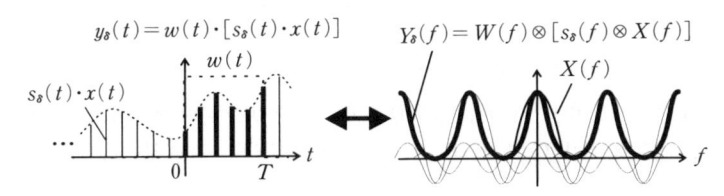

(c) 時間制限されたサンプリング波形　(d) 時間制限されたサンプリング波形のスペクトル

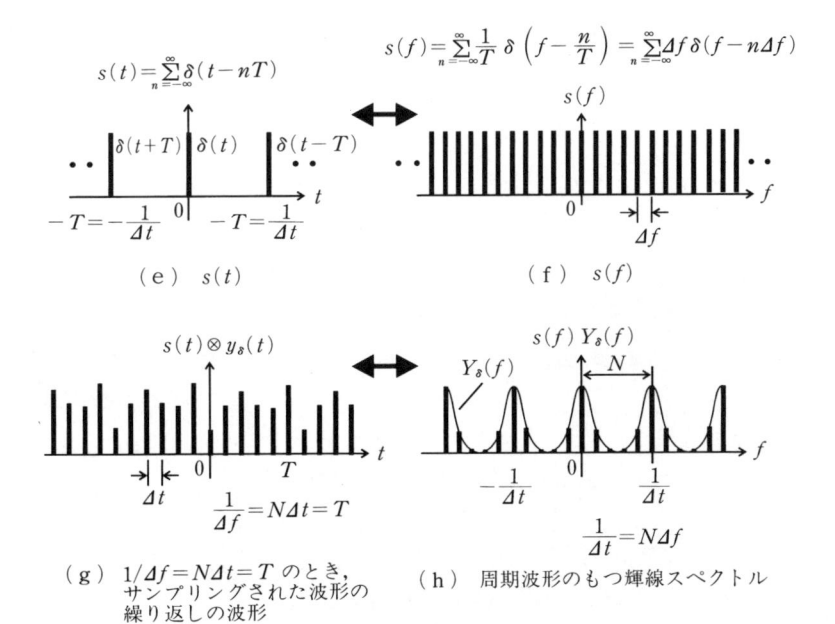

(e) $s(t)$　(f) $s(f)$

(g) $1/\Delta f = N\Delta t = T$ のとき，サンプリングされた波形の繰り返しの波形　(h) 周期波形のもつ輝線スペクトル

図S.2 時間軸と周波数軸のサンプリング

たが，実際の処理ではある有限の時間だけサンプリングされた信号を扱う。この場合，有限時間を表す窓関数（**図S.2(a)**）を使い，時間を制限することができる。それは図S.1(e)にこの窓関数を掛け合わせればよいから，図S.2(c)となる。この時間制限されたサンプリング波形のスペクトルは，図S.2(d)のように，元の信号のスペクトル $X(f)$ とはだいぶ異なる。しかし，窓関数の時間幅 T を延ばせば延ばすほど，すなわち元の信号をできるだけ多くサンプリングすればするほど，スペクトルは似てくる。

さらに，周波数上でサンプリング処理をするには，時間軸のサンプリングと同様に，周波数軸上で Δf ごとのサンプリング関数を考える（図S.2(f)）。周波数軸のサンプリングされた波形は，図S.2(d)と図S.2(f)の積から得られ，図S.2(h)となる。このフーリエ逆変換は，図S.2(g)のように，図S.2(c)の時間制限されたサンプリング波形が時間軸上で $1/\Delta f = T$ ごとに繰り返し現れる。

実際の応用では，このように時間も周波数もサンプリング波形を考え，これをもとに離散フーリエ変換（DFT）や高速フーリエ変換（FFT）の処理を行う。

参 考 文 献

1 章

1) 内田六郎，ほか：電子走査超音波診断装置,日本超音波医学論文集，19，pp. 65〜66（1971）
2) Popp, R. L.. and Macovski, A.：Ultrasonic diagnostic instruments, Science, **210**, 4467, pp. 268〜273（1980）
3) 渡辺栄二，平岡武久，斎藤裕，ほか：術中専用超音波診断装置の開発，医学のあゆみ（1984）
4) 会田良紀：機械式高速スキャン，医科器機学，**54**，2, pp. 60〜65（1984）
5) 実吉純一，菊池喜充，能本乙彦：超音波技術便覧(新訂版)，日刊工業新聞社（1986）
6) 佐藤正平，ほか：高周波リニア電子走査型超音波診断装置，日超医 BT 部会，19, pp. 5〜8（1987）
7) 日本超音波医学会：超音波診断，医学書院（1988）
8) 河西千廣，松中敏行：超音波診断装置，日本 ME 学会誌，BME3, 2, pp. 20〜27（1989）
9) 永井啓之亮：超音波ホログラフィ 開口合成による映像，日刊工業新聞社（1989）
10) 伊東紘一，入江喬介：超音波検査入門（第 2 版），医歯薬出版（1989）
11) 的崎健，周藤安造：医用画像処理，コロナ社（1991）
12) 英保茂：医用画像処理，朝倉書店（1992）
13) 仁村泰治：心臓超音波診断法の変遷，臨床科学，**28**，11, pp. 1497〜1508（1992）
14) 今里悠一，大橋昭南：医用画像処理，昭晃堂（1993）
15) 斉藤興治：知っておきたい医用超音波診断装置の基礎，Clinical Engineering, **14**, 10, p. 774（1993）
16) 長井裕，伊東紘一：絵でみる超音波，南江堂（1994）
17) 日本電子機械工業会：改訂 医用超音波機器ハンドブック，コロナ社（1997）
18) 伊東紘一，平田經雄 編集：基礎超音波医学，医歯薬出版（1998）
19) 宮本幸夫，多田信平：超音波診断 update，臨床放射線臨時増刊号，**43**，11, 金原出版（1998）

2 章

1) 川端昭，南井喜一，田中哲郎：角柱振動子の振動姿態，電気音響研究会資料（1964）
2) 尾上守夫，Tiersten, H. F.：電子通信学会誌，47, p. 24（1964）
3) 井出正男：鋼球を用いる超音波診断装置の総合感度の試験法，超音波医学，**3**, 1, pp. 45〜52（1976）
4) Ueda, M. and Ichikawa, H.：J. Acoustic Am., **70**, 6, p. 1768（1981）
5) 山本美明：超音波基礎工学，日刊工業新聞社（1982）
6) 川端昭：やさしい超音波工学，工業調査会（1990）

7) 小島正：トランスデューサ，超音波 TECHNO, **2**, 4, pp. 172～176（1990）
8) 伊藤健一：超音波のはなし，日刊工業新聞社（1992）
9) 日本電子機械工業会：電子セクタ走査式超音波診断装置，日本電子機械工業会規格，EIAJ AE-6004（1992）
10) 望月修，丸田芳幸：流体音工学入門—ゆたかな音環境を求めて—，朝倉書店（1999）

3 章

1) 奥島基良：探触子の横方向分解能，超音波医学，**2**, 3, pp. 21～25（1975）
2) Hullin, Ch. G.：Nearfield beam patters of linefocused ultrasonic probes, Ultrasonic International Conf. Exhib.（1979）
3) Edwards, P. L. and Jarzynski, J.：Use of a microsphere probe for pressure fields measurements in the megahertz frequency range, Journal of Acoust. Soc. Am.（1980）
4) 河西千廣，広瀬昌紀：凹面振動子の過渡音場解析の一方法，電子通信学会，US 82-55（1982）

4 章

1) Kossoff, G.：The effects of backing and matching on the performance of piezoelectric ceramic transducers, IEEE trans. on Sonics and Ultrasonics, US-13, 1, pp. 20～30（1966）
2) 河西千広，奥山大太郎，菊池喜充：1/4 波長の中間媒質層を有する液中用超音波振動子の過度応答解析，超音波研究会資料，US 70-13(1970-07)（1970）
3) 河西千広，奥山大太郎，菊池喜充：1/4 波長の中間媒質層を有する圧電変換器による短い超音波パルスの発生，検出，電子通信学会論文誌，**56**-A, 4, pp. 242～249（1973）
4) 福喜多博，川淵正巳，福本晃：多層マッチング層を持つ超音波探触子，US 75-28（1975）
5) 野口豊太，福喜多博，福本晃：超音波映像装置用圧電形探触子の一設計手法，電子通信学会論文誌，**J60**-A, 9, pp. 781～788（1977）
6) Arditi, M., Forster, F. S. and Hunt, J. W.：Transient fields of concave annular arrays, Ultrasonic Imaging, **3**, 1, pp. 37～61（1981）
7) 和高修三，武田文雄：高効率高距離分解能探触子の一設計法，非破壊検査，**30**, 10, pp. 762～767（1981）
8) 尾上守夫：超音波探触子の較正法，非破壊検査，**30**, 10, pp. 768～771（1981）
9) 川淵正巳，佐藤純一，福本晃：水浸用探触子の設計手法，非破壊検査，**30**, 10, pp. 772～778（1981）
10) 村山直廣，小原宏：高分子圧電膜変換子，非破壊検査，**30**, 10, pp. 779～784（1981）
11) 伊藤貴司，広瀬昌紀，河西千廣：周波数依存性減衰を有する媒質中を伝搬するパルス音波の音場とその分解能への影響 円形凹面振動子の場合，超音波医学，**11**, 6, pp. 339～347（1984）
12) 六郎田晴康，ほか：スライス方向分割プローブによる分解能向上の検討，日本超音波医学会講演論文集，45, pp. 499～500（1984）
13) Inoue, T., Takahashi, S. and Ohta, M.：Design of ultrasonic transducers with

multiple acoustic matching layers for medical application, IEEE trans. Ultrasonics ferroelectronic frequency control (1987)
14) 塩嵜忠監修：新・圧電材料の製造と応用，第13章超音波診断装置，pp. 189〜204, CMC (1987)
15) 原靖，ほか：短軸方向の高分解能化の基礎検討，日本超音波医学会講演論文集，57, pp. 619〜620 (1990)
16) 平間信：探触子と空間分解能，医用超音波診断装置の構成と機能，日本超音波医学会講演論文集，pp. 21〜25 (1993)
17) 渡辺一宏，志村城：超音波探触子の現状と将来方向，日本超音波医学会講演論文集，62, pp. 26〜32 (1993)
18) Snyder, J. et al.：Active matrix array (AMA) プローブの開発，日本超音波医学会講演論文集，25, p. 243 (1998)

5 章

1) Skolink, M. I.：Radar handbook, Mc-Graw Hill Inc., p. 11 (1970)
2) 仙田富男，広瀬貞雄，裏垣博，ほか：超音波による平面状反射源と曲面状反射源との判別 屈折角を変えたときの反射指向性を利用する方法，非破壊検査，**27**, pp. 602〜603 (1978)
3) Hayman, A. J. and Weight, J. P.：Transmission and reception of short ultrasonic pulses by circular and square transducers, Journal of Acoust. Soc. Am. (1979)
4) Powers, J. E., Phillips, D. J., Brandestini, M. and et al.：Quadrature sampling for phased array application, Acoust Imaging **9**, pp. 263〜273 (1980)
5) Powers, J. E., Phillips, D. J., Brandestini, M. and et al.：Ultrasound phased array delay lines based on quadrature sampling techniques, IEEE Trans. Sonics. And Ultrasonics, **27**, 6, pp. 287〜294 (1980)
6) Selfrige, A. R., Kino, G. S. and Khuri-Yakub, B. T.：A theory for the rasiation pattern of a narrow-strip acoustic, Appl. Phs. Lett., **37**, 1, p. 1 (1980)
7) 小川俊雄，池尾昇治，ほか：振幅重みによるサイドローブ抑圧電子走査形超音波診断装置 (13)，日本超音波医学会講演論文集，39, p. 543 (1981)
8) 望月剛，広瀬昌紀，河西千廣：配列型超音波探触子の音場特性，電子通信学会，US 82-44 (1982)
9) 住野洋一，ほか：超音波パルス送受信源の理論解析，日本超音波医学会講演論文集，40, p. 227 (1982)
10) 吉田孝：レーダ技術，電子通信学会，p. 136 (1984)
11) 今井豊，清水豊，柴田真明，ほか：デジタルビームフォーマにおけるサンプリング周期とビームの考察，システム制御情報学会研究発表講演論文集，pp. 409〜410 (1994)

6 章

1) 近藤敏郎，ほか：電子走査形超音波診断装置 (8) 方位分解能を改善する一方法，日本超音波医学会講演論文集，32, p. 285 (1977)
2) Suzuki S. et al.：Intra oparative real time echo cardio tomography by newly developed "convex" shape transducer, 2 nd WFUMB abstract, p. 170 (1979)

3) 鈴木茂，佐々木達海，ほか：新型トランスジューサによる高速度電子式心断層装置の臨床応用，日本超音波医学会講演論文集，35, p. 165（1979）
4) Karrer, H. E. et al.：A phased array acoustic imaging system for medical use proceedings, Ultrasonic symposium, p. 757（1980）
5) 望月剛，広瀬昌紀，ほか：配列型超音波トランスデューサの音場特性，日本超音波医学会講演論文集，39, p. 535（1981）
6) Gehlbach, S. M. and Alvarez, R. E.：Digital ultrasound imaging techniques using vector sampling and raster reconstruction systems, Ultrasonic imaging, 3, p. 83（1981）
7) 佐々木明，佐藤裕，坂本明正：コンベックス探触子によるリアルタイム・広視野超音波診断装置の開発，日本超音波医学会講演論文集，43, p. 491（1983）
8) Peterson, D. K. and Park, S. B.：Real time digital image reconstruction, IEEE trans. Sonics Ultrasonics, SU-31, pp. 337〜351（1984）
9) Song, T. K. and Park, S. B.：A new digital phased array system for dynamic focusing with reduced sampling rate, Ultrasonic imaging, 12, p. 1（1990）
10) 近藤敏郎，ほか：バリキャップダイオードを用いた可変遅延線とその応用，電気学会電子回路研究会資料，1（1992）
11) Steinberg, B. D.：Digital beamforming in ultrasound, IEEE trans. UFFC-39, pp. 716〜721（1992）
12) Holm, S.：Analysis of worst-case phase quantization sidelobes in focused beamforming, IEEE trans. UFFC-39, pp. 593〜599（1992）
13) Fink, M.：Time reversal of ultrasonic fields, IEEE trans. UFFC-39, pp. 555〜591（1992）
14) O'Donnell, M.：Coded excitation system for improving the penetration of real-time phased-array imaging systems, IEEE Trans. UFFFC-39, pp. 341〜351（1992）
15) Jian-Yu, Lu. et al.：Biomedical ultrasound beamforming, Ultrasound in Med. & Biol., 20, pp. 403〜428（1994）
16) Thomenius, K. E.：Evolution of ultrasound beamformers, IEEE Ultrasonic Symposium, pp. 1615〜1622（1996）
17) Shen, J. et al.：New coded-excitation ultrasound imaging system；part 1 basic principle, IEEE trans. UFFC-41, pp. 131〜140（1996）
18) (社)日本電子機械工業会規格 AM-9 医用超音波機器分類，1984年5月制定
19) 小川俊雄：公開特許公報，昭57-145652
20) リチャード・デェイ・ベーリング：特許公報（B 12），昭57-52057
21) 山口珪紀：公開特許公報（A），昭56-112234

7 章

1) Krause, W. E. E.：Ultrasonic imaging technique（B-scan）with high for medical diagnosis, Digest of the 7 th International Conference on Medical and Biological Engineering, 315（1967）
2) Somer, J. C.：Electronic sector-scanning for ultrasonic diagnostic, Digest of the 7 th International Conference on Medical and Biological Engineering, 314（1967）

3) 山口珪紀，佐野真一：ダイナミック・フィルタ方式を用いた超音波診断装置，日本超音波医学会講演論文集，36, p. 257（1980）
4) 吉川義博，方波見隆夫，ほか：公開特許公報，昭 56-95037（1981）
5) 小谷野明，小西辰夫，ほか：超音波診断装置の性能向上（その 2）複数同時受信方式の検討，日本超音波医学会講演論文集，41, p. 585（1982）
6) 松本賢三：超音波診断装置の高分解能化，映像情報，**15**, 9, pp. 466〜472（1983）
7) 住野洋一，村中勇一，ほか：ビーム偏向時の超音波パルス音場，日本超音波医学会講演論文集，42, p. 507（1983）
8) Lee, M. H. et al.：Analysis of a scan conversion algorithm for a real-time sector scanner, IEEE trans. Medical imaging MI-5, 2, pp. 96〜105（1986）

8 章

1) 諸橋 侃，名取道也，谷 道郎，ほか：超音波断層像の立体視に関する研究—立体写真の手法による—，日超医論文集，25, pp. 135〜136（1974）
2) Dekker, D. L., Piziali, R. L. and Dong, E. Jr.：A System for Ultrasonically Imaging the Human Heart in Three Dimensions, Computers and Biomed. research, 7, pp. 544〜553（1974）
3) 米倉達広，鳥脇純一郎，福村晃夫，ほか：三次元ディジタル画像データのトポロジカルな性質(3)—3 次元ディジタル画像に対する図形収縮アルゴリズム，信学研資，PRL 80-31, pp. 31〜38（1980）
4) Wyatt, H. L., Meerbaum, S., Heng, M. K. et al.：Cross-secctional echocardiography III. Analysis of mathematic models for quantifying volume of symmetric and asymmetric left ventricles, American Heart Journal, **100**, 6, part 1, pp. 821〜828（1980）
5) Geiser, E. A., Lupkiewicz, S. M., Christie, L. G. et al：A Framework for Three-Dimensional Time-Varying Reconstruction of the Human Left Ventricle：Sources of Error and Estimation of their Magnitude, Computers and Biomed. research,13, pp. 225〜241（1980）
6) 米倉達広，横井茂樹，鳥脇純一郎，ほか：3 次元ディジタル空間における図形の連結性とオイラー数，信学論（D），**J65**-D, 1, pp. 80〜87（1982）
7) Watanabe, Y.：A Method for Volume Estimation by Using Vector Areas and Centroids of Serial Cross Sections, IEEE trans. Biomed. Engineering, BME-**29**, 3, pp. 202〜205（1982）
8) 伊東正安，井上賢一，山本由記雄：生体組織の濃淡画面による高速 3 元表示システム，信学論，**J66**-D, 9, pp. 1031〜1038（1983）
9) Moritz, W. E., Pearlman, A. S., Mccabe, D. H. et al.：An Ultrasonic Technique for Imaging the Ventricle in Three Dimensions and Calculating Its Volume, IEEE trans. Biomed. Engineering, BME-**30**, 8, pp. 482〜492（1983）
10) 馬場一憲，岡井 崇，椋棒正昌，ほか：産婦人科における超音波立体視に関する研究，日超医論文集，44, pp. 767〜768（1984）
11) 鳥脇純一郎：最近の医用画像三次元表示の基本手法，医用電子と生体工学，**24**, 5, pp. 1〜11（1986）
12) 鈴木直樹，岡村哲夫，伊藤幹生，ほか：コンピュータグラフィックスによる頸動脈病変の三次元的診断法の開発，超音波医学，**14**, 5, pp. 15〜26（1987）

13) Levoy, M. : Volume Rendering-Display of Surface from Volume Data, IEEE Computer Graphics & Applications, **8**, 5, pp. 135〜143 (1988)
14) Drebin, R. A., Carpenter, L., Hanrahan, P. : Volume Rendering, Computer Graphics, **22**, 4, pp. 65〜74 (1988)
15) Robb, R. A. and Barillot, C. : Interactive 3-D image display and analysis, SPIE Vol. 939 Hybrid Image and Signal Processing, **939**, pp. 173〜202 (1988)
16) Sabella, P. : A Rendering Algorithm for Visualizing 3D Scalar Fields, Computer Graphics, **22**, 4, pp. 51〜58 (1988)
17) Roth, J.A. and Cohen, M.V. : Voxel-based Three-dimensional (3D) cardiac Echo Reconstruction : In vitro Validation, Clinical Research, **36**, 3, p. 312 A (1988)
18) Frenkel, K. A. : Volume Rendering, Communication of the ACM, **32**, 4, pp. 426〜435 (1989)
19) Chi-Chang Chen, Daponte, J. S. and Fox, M. D. : Fractal feature Analysis and Classification in Medical Imaging, IEEE trans. on Medical Imaging, 8, 2, pp. 133〜142 (1989)
20) 伊東正安：超音波による生体組織の3次元表示，BME, **5**, 7, pp. 17〜23 (1989)
21) Seizer, R. H., Blankenhorn, D. H., Lee, P. L. et al. : Synthesis of 3D Arterial Images from Multiple Ultrasound Images, IEEE Eng. In Med. & Biol. Intn. conf., pp. 419〜420 (1989)
22) Garrity, M. P. : RAYTRACING IRREGULAR VOLUME DATA, Computer Graphics, **24**, 5, pp. 35〜40 (1990)
23) Kaufman, A., Bakalash, R., Cohen, D. et al. : A Survey of Architectures for Volume Rendering, IEEE Eng. in Medicine and Biology, December, pp. 18〜23 (1990)
24) 鳥脇純一郎，鈴木秀智：3次元ディジタル画像処理とその医用画像への応用，Medical Imaging Technology, **8**, 4, pp. 414〜422 (1990)
25) 金秀一，大下　弘，横井茂樹，ほか：医用三次元画像の動画表示のための処理システム，信学技報，PRU 90-27, pp. 21〜28 (1990)
26) Ramm, O. V. and Castellucci, J. : Real-time 3D ultrasonic data acquisition NSF/ERC NSF/ERC UNIT 2. 1A, Annual International Conference of the IEEE Eng. in Med. & Biol. Soc., **12**, 2, pp. 668〜669 (1990)
27) Herman, G. T. : A Survey of 3D Medical Imaging Technologies, IEEE Eng. in Medicine and Biology, December, pp. 15〜17 (1990)
28) Mochizuki, T. and Kasai, C. : High speed acquisition scanner and three-dimensional display system using ultrasonic echo data, Ultrasonics Symposium, pp. 1459〜1462 (1990)
29) Mochizuki, T., Ito, M. and Tachikawa, K. : Ultrasonic Imaging Processing Using a Three-Dimensional Median Filter, Japanese Journal of Applied Physics, **30**-1 pp. 228〜230 (1990)
30) 中村智法，釣部智行，椎名　毅，ほか：超音波による3次元像のリアルタイム回転表示，信学論，**J73**-D-II, 9, pp. 1578〜1584 (1990)
31) 中嶋正之：ボリュームレンダリングについて，信学技報，PRU 91-88, pp.

1～8 (1991)

32) Kaufman, A., 訳 藤代一成：ボリュームビジュアライゼーション概論, PIXEL, 116, pp. 146～157 (1991)
33) 岡田 稔, 北川英志, 横井茂樹 ほか：3次元画像処理のための分散処理環境に関する検討, 信学技報, PRU 91-23, pp. 87～94 (1991)
34) Goddard, J., Yoshikawa, N., Sato, T. et al.：3-D Ultrasound Angiograms from Color Flow Mapping Images, Annual International Conference of the IEEE Eng. in Med. & Biol. Soc., **13**, 1, pp. 146～147 (1991)
35) D. H. Turnbull and F. S. Foster：Beam Steering with Pulsed Two-Dimensional Transducer Arrays, IEEE trans. Ultrason. Ferroelec. Freq. Contr., **38**, 4, pp. 320～333 (1991)
36) Mochizuki, T., Hirose, M., Nakano, T. et al.：Three-Dimensional Ultrasonic Images of the Human Blood Vessels, Med. & Biol. Eng. & Comput., **29**, p. 807 (1991)
37) Smith, S. W., Pavy, H. G., Jr., and von Ramm, O. T.：High-Speed Ultrasound Volumetric Imaging System-Part I：Transducer Design and Beam Steering, IEEE trans. Ultrason. Ferroelec. Freq. Contr., **38**, 2, pp. 100～108 (1991)
38) von Ramm, O. T., Smith, S. W. and Pavy, H. G. Jr.：High-Speed Ultrasound Volumetric Imaging System-Part II：Parallel Processing and Image Display, IEEE trans. Ultrason. Ferroelec. Freq. Contr., **38**, 2, pp. 109～115 (1991)
39) Pavy, H. G., Jr., Smith, S. W. and von Ramm, O. T.：An Improved Real Time Volumetric Ultrasonic Imaging System, SPIE, Medical Imaging V：Image Physics, **1443**, pp. 54～61 (1991)
40) 藤代一成：ボリューム・ビジュアライゼーションの本質, PIXEL, 116, pp. 144～156 (1992)
41) 藤代一成, 國井利泰：Visual Computingとは, カラーエイジ, spring/'92, pp. 14～17 (1992)
42) 藤代一成, 茅 暁陽：ボリューム・ビジュアライゼーションの基本アルゴリズム, PIXLE, 9月号, pp. 127～138 (1992)
43) 石井智海, 安田孝美, 横井茂樹, ほか：マーチングキューブ法の改良アルゴリズムについて, 信学技報, PRU 92-86, pp. 63～70 (1992)
44) 英保 茂：ビジュアルプレゼンテーションの医用画像診断への応用, システム/制御/情報, **36**, 1, pp. 33～40 (1992)
45) Busse, L. J.：Three-Dimensional Imaging Using a Frequency-Domain Synthetic Aperture Focusing Technique, IEEE trans. Ultrason. Ferroelec. Freq. Contr., **39**, 2, pp. 174～179 (1992)
46) Schattner, P., Whitehurst, T. K., Jensen, J. F. et al.：Three-Dimensional Ultrasonic Reflection and Attenuation Imaging, IEEE trans. Ultrason. Ferroelec. Freq. Contr., **21**, 1, pp. 102～111 (1992)
47) 望月 剛：超音波診断装置の3次元画像表示, 超音波TECHNO, **4**, 7, pp. 24～28 (1992)
48) Nagae, T., Agui, T. and Nagahashi, H.：Orientable Closed Surface Construction from Volume Data, IEICE TRANS. INF. & SYST., E76-D, 2, pp.

269～273（1993）
49) 伊奈　論：ボリュームデータからの格子4面体分割による断面ポリゴン生成の一手法と応用，信学技報，IE 92-110, pp. 41～46（1993）
50) Picot, P. A., Rickey, D. W., Mitchell, R. et al.：Three-dimensional colour Doppler imaging, Ultrasound in Med. & Biol., **19**, 2, pp. 95～104（1993）
51) 望月　剛，伊東正安：超音波による生体組織データの3次元表示のための平滑化処理，—3次元メジアン／メジアンフィルター——，信学論，**J76**-D-II, 11, pp. 2304～2315（1993）
52) Martin, R. W., Bashein, G., Nessly, M. L. et al.：Methodology for Three-Dimensional Reconstruction of the Left Ventricle from Transesophageal Echocardiograms, Ultrasound in Med. & Biol., **19**, 1, pp. 27～38（1993）
53) Steen, E. and Olstad, B.：Volume Rendering of 3 D Medical Ultrasound Data Using Direct Feature Mapping, IEEE Trans. Medical Imaging, **13**, 3, pp. 517～525（1994）
54) Nakagawa, S., Watanabe, T. and Kuno, Y.：A Framework for Feature Extraction of Images by Energy Minimization, IEICE TRANS. INF. & SYST., E77-D, 11, pp. 1213～1218（1994）
55) 藤代一成：CGビジュライゼーションの入門 —III—基礎その3，システム／制御／情報，**38**, 8, pp. 458～465（1994）
56) Hatangadi, R. B., Bashein, G., Godwin, J. D. et al.：The geometrical relationship between the human esophagus and left ventricle：Implications for three-dimensional ultrasonic scanning, Ultrasound in Med. & Biol., **20**, 1, pp. 11～20（1994）
57) Jian-yu Lu and Greenleaf, J. F.：A Study of Two-Dimensional Array Transducers for Limited Diffraction Beams, IEEE trans., Ultrason. Ferroelec. Freq. Contr., **41**, 5, pp. 724～739（1994）
58) 伊東正安：超音波による生体組織の3次元表示：テレビジョン学会誌，**48**, 12, pp. 1523～1531（1994）
59) Nanda, N. C., Roychoudhury, D., Chung, S. et al.：Quantitative Assessment of Normal and Stenotic Aortic Valve Using Transesophageal Three-Dimensional Echocardiography, J. of CV Ultrasound & Allied Tech., **11**, 6, pp. 617～625（1994）
60) Gibson, W. G. R., Cobbold, R. S. C. and Johnson, K. W.：Principles and Design Feasibility of a Doppler Ultrasound Intravascular Volumetric Flowmeter, IEEE trans. Biomed. Engineering, **41**, 9, pp. 898～908（1994）
61) Kaufman, A. E. and Fujishiro, I.：Volume Visualization：Concepts and Research Directions, 計測と制御，**34**, 7, pp. 537～545（1995）
62) 藤代一成：サイエンティフィックビジュアライゼーション，シミュレーション，**14**, 3, pp. 176～183（1995）
63) Max, N.：Optical Models for Direct Volume Rendering, IEEE Trans. On Visual. & CG,**1**, 2, pp. 99～108（1995）
64) Torp, H., Dorum, S., Holm, E. et al.：Real-Time Three Dimensional Echocardiography for Assessment of Valvular Function, 11 th symposium

echocardiology ABSTRACTS, p. 141 (1995)
65) Bajaj, C. L.: Arbitrary Topology Shape Reconstruction from Plana Cross Sections, Graphical Models and Image Processing, **58**, 6, pp. 524～543 (1996)
66) Hirai, T. and Yamamoto, T.: Hybrid Volume Ray Tracing of Multiple Isosurfaces with Arbitrary Opacity Values, IEICE TRANS. INF. & SYST., E**79**-D, 7, pp. 965～972 (1996)
67) Fujishiro, I., Maeda, Y., Sato, H. et al.: Volumetric Data Exploration Using Interval Volume, IEEE Trans. On Visual. & CG, **2**, 2, pp. 144～155 (1996)
68) 千原國宏：3次元超音波と仮想現実感応用, Med. Imag. Tech., **14**, 5, pp. 536～541 (1996)
69) Fenster, A., Downey, D. B.: 3-D Ultrasound Imaging: A Review, IEEE Eng. In Med. & Biol. Nov./Dec., pp. 41～51 (1996)
70) Shen, J., Simon, C., Haddadin, O. S. et al.: A new Pulse-Echo System for Real-time 3 D Ultrasonic Imaging-Phantom Tests, IEEE Ultrasonics Symposium, pp. 1387～1390 (1996)
71) 井関文一, 小畑秀文, 小松広伸, ほか：胸部 CT 画像からの気管支3次元木構造の抽出の一手法, 電子情報通信学会論文誌, J80-D-II, 10, pp. 2841～2847 (1997)
72) Clarysse, P., Friboulet, D. and Magnin, E.: Tracking Geometrical Descriptors on 3-D Deformable Surfaces: Application to the Left-Ventricular Surface of the Heart, IEEE Trans. On Medical Imaging, **16**, 4, pp. 392～404 (1997)
73) Baba, K., Okai, T., Kozuma, S. et al.: Real-Time Processable Three-dimensional US in Obstetrics, Radiology, **203**, 2, pp. 571～574 (1997)
74) Chen, T., Chen, T. P. and Tsai, L. M.: Computerized Quantification Analysis of Left Ventricular Wall Motion from Echocardiograms, Ultrasonic Imaging, 19, pp. 138～144 (1997)
75) Kim, Y., Kim, J. H., Basoglu, C. et al.: Programmable Ultrasound Imaging Using Multimedia Technologies: A Next-Generation Ultrasound Machine, IEEE trans. Inform. Tech. In Biomed., **1**, 1, pp. 19～29 (1997)
76) Davidsen, R. E. and Smith, S. W.: A Two-dimensional Array for B-mode and Volumetric Imaging with Multiplexed Electrostrictive Elements, Ultrasonic Imaging, 19, pp. 235～250 (1997)
77) Fenster, A., Lee, D., Sherebrin, S. et al.: Three-dimensional ultrasound Imaging of Carotid occlusive disease, New Trends in Cerebral Hemodynamics and Neurosonology, pp. 17～24 (1997)
78) 佐藤英司, 坂本雄児：ボリュームレンダリングの並列処理アルゴリズム, 信学技報, EID 97-144, IE 97-169, pp. 61～66 (1998)
79) 永江孝規, 長橋　宏：セル投影ボリュームレンダリング, 信学技報, IE 98-79, pp. 37～43 (1998)
80) 永江孝規, 長橋　宏：奥行きマップ対を用いたボリュームレイキャスティングの高速化, 信学技報, IE 98-79, pp. 29～35 (1998)
81) Light, E. D., Davidsen, R. E., Fiering, J. O. et al.: Progress in Two-dimen-

sional Arrays for Real-time Volumetric Imaging, Ultrasonic Imaging, 20, pp. 1～15 (1998)
82) 真鍋　敦，秦　利之，岡田早苗，ほか：胎児3次元画像が母児間の心理学的結びつきに及ぼす影響について，J. Med. Ultrasound, **25**, 1, pp. 3～9 (1998)
83) Kasprzak, J. D., Vletter, W. B., van Meegen, J. R. et al.：Improved Quantification of Myocardial Mass by Three-dimensional Echocardiography using a Deposit Contrast Agent, Ultrasound in Med. & Biol., **24**, 5, pp. 647～653 (1998)
84) Tong, S., Cardinal, H. N., McLoughlin, R. F. et al.：Intra-and Inter-observer Variability and Reliability of Prostate Volume Measurement via Two-dimensional and Three-dimensional Ultrasound Imaging, Ultrasound in Med. & Biol., **24**, 5, pp. 673～681 (1998)
85) 望月　剛，赤羽睦弘，河西千広：超音波高速3次元表示（Vol-mode）画像の特徴，信学技報，US 98-59, pp. 15～24 (1998)
86) Jong, J-M., Beach, K. W., Primozich, J. F. et al.：Vein Graft Surveillance with Scanhead Tracking Duplex Ultrasound Imaging：A Preliminary Report, Ultrasound in Med. & Biol., **24**, 9, pp. 1313～1324 (1998)
87) Lefebvre, F., Graillat, N., Cherin, E. et al.：Automatic three-dimensional Reconstruction and Characterization of Articular Cartilage from High-resolution Ultrasound Acquisitions, Ultrasound in Med. & Biol., **24**, 9, pp. 1369～1381 (1998)
88) Nelson, T. R., and Pretorius, D. H.：Three-dimensional Ultrasound Imaging, Ultrasound in Med. & Biol., **24**, 9, pp. 1243～1270 (1998)
89) Tong, S., Cardinal, H. N., Downey, D. B. et al.：Analysis of Linear, Area and Volume Distortion in 3 D Ultrasound Imaging, Ultrasound in Med. & Biol.,**24**, 3, pp. 355～373 (1998)
90) 及川道雄，佐野耕一，磯部義明：対話的領域変更を可能とする高速ボリュームレンダリングに適した領域限定モデルの提案，電子情報通信学会論文誌，J82-D-II, 1, pp. 127-136 (1999)
91) McNay, M. B. and Fleming, J. E. E.：Forty Years of Obstetric Ultrasound 1957-1997：from A-Scope to Three Dimensions, Ultrasound in Med. & Biol., **25**, 1, pp. 3～56 (1999)
92) 望月　剛，赤羽睦弘，河西千広，ほか：超音波エコー法を用いた循環器用3次元表示技術の開発，医用電子と生体工学，**37**，特別号，p. 306 (1999)
93) 川合慧　監訳：コンピュータグラフィックス　第2版，日刊工業新聞社 (1999)

9　章
1) 里村茂夫，松原茂雄，吉田優，ほか：超音波 Doppler 法による心臓機能検査装置，日本音響学会講演論文集 (1956)
2) 里村茂夫：超音波 Doppler 法による心臓機能検査法，日本音響学会誌, 13, p. 138 (1957)
3) 里村茂夫，田村厚，木戸保雄：超音波による血流検査法，日本音響学会講演論文集 (1958)
4) Baker, D. A.：Pulse doppler blood-flow sensing, IEEE Sonics and Ultra-

sonics, 17, pp. 170〜185 (1970)
5) 加藤金正：超音波ドップラ流速計，電子情報通信学会超音波研究会資料，US 72, p. 29 (1972)
6) 片倉景義：血球反射超音波信号の解析，日本超音波医学会論文集，25, p. 179 (1974)
7) 中山淑，古幡博：超音波ドプラ血流計測の必要条件，電子通信学会論文集，57 C, Trans., IECE (1974)
8) 佐藤裕，田辺浩二：超音波ドプラ法による血流計測，電子通信学会資料，MBE 74, 11 (1974)
9) 田中元直，奥島基良，ほか：M系列ドプラ法による心臓内血流および流速分布の測定，超音波医学，**3**, 2 (1976)
10) Atkinson, P. and Woodcock, J. P.：Doppler ultrasound and its use in clinical measurement, Academic Press (1982)
11) 菅原基晃，松尾裕英，梶谷文彦，北畠顕：血流，講談社 (1985)
12) 河西千廣：超音波ドップラー診断装置，電子情報通信学会誌，**72**, 4, pp. 406〜409 (1989)
13) 佐々木明：超音波ドプラの原理と装置，Medicina, 28, pp. 32〜36 (1991)

10 章

1) Rummler, W. D.：Introduction of a new estimator for velocity spectral parameters, Bell Telephone Lab., Tech. Memo., MM-68-4121-5 (1968)
2) Benham, F. C., Grognsky, H. L., Soltes A. S. and Works, G.：Pulse pair estimation of Doppler spectrum parameters, Raytheon Co., Final Rep., Contract F-19628-71-C-0126 (1972)
3) Fish, P. J.：Multichannel direction-resolving Doppler angiography, Ultrasonics in medicine proceedings of the second European congress, pp. 153〜159 (1975)
4) Newhouse, V. L., Eherenwald, A. R. and Jhonson, G. F.：The effect of Rayley scattering and frequency-dependent absorption on the output spectrum of Doppler blood flowmeters, Ultrasound in medicine, 38, pp. 118〜1191 (1977)
5) Zernic, D. S.：Spectral moment estimates from correlated pulse paires, IEEE Trans. on Aerospace and Electronic Systems, AES-13, 4, pp. 344〜354 (1977)
6) Namekawa, K., Kasai C., Tsukamoto, M. and Koyano, A.：Real-time blood flow imaging system utilizing autocorrelation techniques, Proceedings 3 rd conf. of WFUMB, pp. 203〜208 (1982)
7) Kasai, C., Namekawa, K., Koyano, A. and Omoto, R.：Real-time two-dimensional blood flow imaging using an autocorrelation technique, IEEE Trans Sonics and Ultrasonics, US-32, pp. 458〜464 (1985)
8) 瀬尾育弐，志岐栄一，本郷宏信，飯沼一浩：超音波血流イメージング装置—パワー表示—，日本超音波医学会講演論文集，47, pp. 481〜482 (1985)
9) 滑川孝六，原田烈光，河西千廣：超音波ドップラーによるリアルタイム血流映像装置，電子情報通信学会論文誌 D, J70-D, 7, pp. 1432〜1440 (1987)
10) Kikkawa, S., Ymaguchi, T., Tanishita, K. and Sugawara, M.：Spectral broadening in ultrasonic Doppler flowmeters due to unsteady flow, IEEE

Trans. on Biomedical Engineering, BME-34, 5, pp. 388〜391 (1987)
11) 原田烈光, 岡田孝, 宮坂好一, 河西千廣：血流速度ベクトルの実時間計測システム, 日本超音波医学会基礎研究部会, BT 89-7, pp. 1〜4 (1989)
12) 原田烈光, 岡田孝, 宮坂好一, 河西千廣：2周波数による高速血流計測, 日本超音波医学会講演論文集, 56, pp. 223〜224 (1990)
13) Tamura, T., Cobbold R. S. and Jhonson K. W.：Quantitative study of steady flow using color Doppler ultrasound, Ultrasound in medicine and Bio., 17, pp. 595〜605 (1991)
14) Jain, S. P. et al.：Influence of various instrument settings on the flow information derived from the power mode, Ultrasound in Med & Biol, 17, pp. 433〜444 (1991)
15) Shung, K. K., Cloutier, G. and Lim, C. C.：The effect of hematocrit, shear rate and turbulence on ultrasonic Doppler spectrum from blood, IEEE Trans on Biomedical Engineering, **39**, 5, pp. 462〜469 (1992)
16) Nishiyama, H. and Katakura, K.：Non-equally-spaced pulse transmisssion for non-aliasing ultrasonic pulse Doppler measurement, J. Acoust. Soc. Japan (E)13, 3, pp. 369〜370 (1992)
17) 辻野宏行, 志岐栄一, 平間信：カラードプラ法速度プロファイル法を用いた心拍出量計測の基礎検討, 日本超音波医学会講演論文集, 63, pp. 369〜370 (1993)
18) 平間信, 阿部康彦, 本郷宏信, 高見沢欣, ほか：ディジタル遅延回路による並列同時受信可能な超音波診断装置の開発, 日本超音波医学会講演論文集, 63, pp. 643〜644 (1993)
19) Rubin, J. M. and Adler, R. S.：Power Doppler expands standard color capability, Diagnostic Imaging, 12, pp. 66〜69 (1993)
20) McDicken, W. N., Sutherland, G. R., Moran, C. M. and Gordon, L. N.：Color Doppler myocardial imaging A new technique for the assesment of myocardial function, J. Ameican Society of Echocardiography, pp. 441〜458 (1994)

11 章

1) Lockwood, J. C. et al.：Directive harmonic generation in the radiation field of a circular piston, J. Acoust. Soc. Am. 53, p. 1148 (1973)
2) Matsuda, Y. and Yabuuchi, I.：Hepatic tumors：US contrast enhancement with CO_2 microbubbles, Radiology, 161, pp. 701〜705 (1986)
3) 山越芳樹, 森英一, 佐藤拓宋：低周波加振による軟部組織内振動分布の映像法, 超音波医学, 16, pp. 221〜229 (1989)
4) Burns, P. N., Powers, J. E. and Fritzsch, T.：Harmonic imaging new imaging and Doppler method for contrast-enhanced US, Radiology, 182, p. 142 (1992)
5) Schrope, B. A. et al.：Simulated capillary blood flow measurement using a nonlinear ultrasonic contrast agent, Ultrasonic Imaging, 14, pp. 134〜158 (1992)
6) Schrope, B. A. and Newhouse, V. L.：Secound harmonic ultrasound blood perfusion measurement, Ultrasound in Medicine and Bio., **19**, 7, pp. 567〜579 (1993)
7) 嶺 喜隆, ほか：ハーモニックドプラシステムにおける検出速度の評価, 日本

超音波医学講演論文集, 65, p. 243 (1995)
8) Kamiyama, N. et al.: Analysis of flash echo from contrast agent for designing optimal ultrasound diagnostic systems., Med. & Biol., 25, pp. 411〜420 (1998)
9) Simpson, D. H., Chin, C. T. and Burns, P. N.: Pulse Inversion Doppler: A New Method for Detecting Nonlinear Echoes form Microbubble Contrast Agents, IEEE Trans., Ultrasonics, Ferroelectrics, and Frequency control, **46**, 2, March, pp. 372〜382 (1999)
10) 遠藤信行:超音波の非線形現象とその医療への応用 特集, 日本ME学会, BME., **13**, 4, pp. 1〜62 (1999)
11) 中村昭:非線形音響研究の20年, 信学技報, US 98-99(1999-02) (1999)
12) 秋山いわき, 大矢晃久:エコー信号における第2高調波成分について—非線形パラメータの測定—, 信学技報, US 98-94(1999-01) (1999)
13) 別府慎太郎:心筋コントラストエコー法, 経静脈性のknow how, 文光堂 (2000)

索　引

【あ】

アジマス方向　33
圧電効果　27
アナログ式ビームフォーマ　77
アポダイゼイション　59
アレイ振動子　33
アレイ素子　33
アンチエイリアスシングフィルタ　144
アンビエント係数　108
アンビギュイティ　147

【い】

1.5Dアレイ振動子　34
陰面消去処理　106

【う】

ウォールモーションフィルタ　143

【え】

エイリアシング　80, 192
エイリアシング現象　145
エコーコントラスト剤　176
エレベーション方向　33
遠距離音場　19
エンベロープ特性　26

【お】

オパシティ　110
重み関数　50
折返し　80
音圧透過率　11
音圧反射率　11
音圧分布関数　50
音響インピーダンス　11

【か】

音源モデル　40
角周波数　10
カラードプラ法　157
間接法　104

【き】

奇数偶数法　72
偽　像　70
輝度値　94
基本周波数　175, 178
キューブデータ　103
近距離音場　19

【く】

空間周波数　50
くし型フィルタ　163
クラッタ信号　133, 144
グレースケール表示　88

【け】

形状のモデリング　98
経皮的走査法　9

【こ】

高速フーリエ変換　134
コンベックス型アレイ探触子　34
コンベックス走査　66
コンボリューション演算　51

【さ】

サイドローブ　17
三次元アフィン変換式　114
参照波　135, 142

【し】

シェーディング　107
磁気センサ　101
指向性　17
指向特性　17
自己相関関数　157
自己相関法　157
視　線　109
実時間　80
視　点　109
遮断特性　169
周波数依存(性)減衰　7
主　極　17, 46
受信振動素子　41

【す】

スキャンコンバータ　87
スキャンライン法　104
スネルの法則　12
スパースアレイ　61
スペキュラ係数　108
スペックルエコー　91
スライスデータ　100

【せ】

整相加算　42, 44
セクタ走査　66
線スペクトル　139
全反射　12

【そ】

走　査　65
速度ポテンシャル　9, 15
素　子　42
疎密波　6

索引

【た】

体腔外走査	3
体腔内走査(法)	3, 9
ダイナミックフィルタ方式	92
ダイナミックフォーカス	34
ダイナミックレンジ	24, 87, 131
多重反射	31
畳込み演算	51
畳込み積分	186
縦波	6

【ち】

超音波	6
超音波探触子	2
直接法	104

【て】

低域透過型フィルタ	126
ディジタル式ビームフォーマ	79
低周波領域	142
ディラックのデルタ関数	51
データ空間	113
デプスキューイング法	107
デフューズ係数	108
デルタ関数	188
点音源性	36
電子フォーカス	33

【と】

透過	10
ドプラ効果	120
ドプラパターン表示	134
ドプラ偏移周波数	122

【な】

ナイキスト周波数	80, 145, 147
軟部組織	13

【に】

2Dアレイ振動子	34, 102
入射	10

【の】

濃度値	94

【は】

配列方向	33
バースト波	26
バッキング	27
ハーモニック映像法	176
パラレルビームフォーミング	102
パルスの繰り返し周波数	148
パルス波	26
パワードプラ	170
反射	10
半値幅	22
バンドパスフィルタ	141

【ひ】

微小角セクタ法	73
非線形特性	132
ビームフォーマ	68
ビームフォーミング	40
ビューボリューム	113

【ふ】

フィルタのカーネル	93
フィルタマスク	93
フィールドデータ	103
フェイズドアレイ型探触子	32
フォンシェーディング法	107
副極	17
不透明度	110
ブラインドゾーン	149, 153
フランホーファゾーン	19
フーリエ変換	50, 185
フレネルゾーン	19
フレーム	93
フレームバッファメモリ	106
フレームレート	73
ブロック	69
ブロック間ピッチ	69
プローブ	2

【へ】

並列同時ビーム形成法	102
ベッセル関数	16, 22

【ほ】

方位方向	25
ボクセル	103
ポリゴン	106
ボリュームレンダリング法	109
ボルモードイメージング	116

【ま】

マーチングキューブ法	104
窓関数	50
マルチゲート	156

【め】

メインローブ	17, 46
メカニカルセクタ型探触子	32
メモリ空間	113

【ら】

ラジアル走査	67

【り】

リアルタイム	80
リサンプル	85
リニア走査	65
粒子速度	10

【る】

ルックディレクション	46

【れ】

レンジゲート	137

【ろ】

ロールオフ特性	169

【わ】

ワールド空間	100

【A】

Aモード表示	85

【B】

BPF	141
Bモード表示	85

【C】

CFM法	157
CO_2 アンギオグラフィ	176
CWドプラ法	129

【D】

data acquisition	99
data reconstruction	99
Dファクタ	21

【F】

fast Fourier transform	134
FB	106
FDA	7
FFT	134

【H】

FIR	94
high pulse repetition frequency	149
HPRF法	149

【I】

IIR	94

【L】

LPF	126

【M】

Mモード表示	95
maximum intensity projection	109
MIP	109

【P】

PRF	148
PWドプラ法	135
PZT	27

【R】

radio frequency	85
rendering	99
RF信号	85
RG	137, 142

【S】

sensitive time control	89
STC	89
STCWドプラ	130
steerable CW Doppler	130

【T】

TGC	89
time gain control	89

【W】

Wiener-Khintchine の定理	157

【Z】

Zバッファ法	106

―― 著者略歴 ――

伊東　正安（いとう　まさやす）
1973 年　イリノイ大学大学院博士課程修了（電気工学専攻）
　　　　Ph. D.（イリノイ大学）
1975 年　東京農工大学助教授
1985 年　工学博士（東京工業大学）
1986 年　東京農工大学教授
2004 年　東京農工大学名誉教授
2004 年　東京電機大学特任教授
　　　　現在に至る

望月　剛（もちづき　たかし）
1976 年　東京農工大学工学部電子工学科卒業
1976 年　アロカ株式会社勤務
1994 年　博士（工学）（東京農工大学）
2012 年　アロカ株式会社退職
2012 年　東京農工大学特任教授
2012 年　株式会社 MU 研究所設立
　　　　代表取締役
　　　　現在に至る

超音波診断装置
Ultrasound Diagnostic Equipment
　　　　　　　　　　© Masayasu Ito, Takashi Mochizuki　2002

2002 年 8 月 26 日　初版第 1 刷発行
2014 年 9 月 10 日　初版第 3 刷発行

検印省略	著　者	伊　東　正　安
		望　月　　　剛
	発行者	株式会社　コ ロ ナ 社
	代表者	牛来真也
	印刷所	新日本印刷株式会社

112-0011　東京都文京区千石 4-46-10
発行所　株式会社　**コ　ロ　ナ　社**
CORONA PUBLISHING CO., LTD.
Tokyo Japan
振替 00140-8-14844・電話 (03) 3941-3131 (代)

ホームページ http://www.coronasha.co.jp

ISBN978-4-339-07078-1　　（藤田）　（製本：愛千製本所）
Printed in Japan

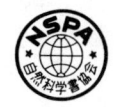

本書のコピー，スキャン，デジタル化等の無断複製・転載は著作権法上での例外を除き禁じられております。購入者以外の第三者による本書の電子データ化及び電子書籍化は，いかなる場合も認めておりません。

落丁・乱丁本はお取替えいたします

臨床工学シリーズ

(各巻A5判,欠番は品切です)

- ■監　　　修　日本生体医工学会
- ■編集委員代表　金井　寛
- ■編集委員　伊藤寛志・太田和夫・小野哲章・斎藤正男・都築正和

配本順			頁	本体
1.(10回)	医　学　概　論（改訂版）	江部　充他著	220	2800円
5.(1回)	応　用　数　学	西村千秋著	238	2700円
6.(14回)	医用工学概論	嶋津秀昭他著	240	3000円
7.(6回)	情　報　工　学	鈴木良次他著	268	3200円
8.(2回)	医用電気工学	金井　寛他著	254	2800円
9.(11回)	改訂 医用電子工学	松尾正之他著	288	3300円
11.(13回)	医用機械工学	馬渕清資著	152	2200円
12.(12回)	医用材料工学	堀内孝　村林俊 共著	192	2500円
13.(15回)	生　体　計　測　学	金井　寛他著	268	3500円
20.(9回)	電気・電子工学実習	南谷晴之著	180	2400円

以下続刊

4.	基　礎　医　学 Ⅲ	玉置憲一他著	10.	生　体　物　性	椎名毅他著
14.	医用機器学概論	小野哲章他著	15.	生体機能代行装置学 Ⅰ	都築正和他著
16.	生体機能代行装置学 Ⅱ	太田和夫他著	17.	医用治療機器学	斎藤正男他著
18.	臨床医学総論 Ⅰ	岡島光治他著	21.	システム・情報処理実習	佐藤俊輔他著
22.	医用機器安全管理学	小野哲章他著			

ヘルスプロフェッショナルのためのテクニカルサポートシリーズ

(各巻B5判)

- ■編集委員長　星宮　望
- ■編集委員　髙橋　誠・徳永恵子

配本順			頁	本体
1.	ナチュラルサイエンス（CD-ROM付）	髙橋　誠　但野茂彦　和田龍清　有田啓三郎 共著		
2.	情　報　機　器　学	髙橋　誠　永田啓 共著		
3.(3回)	在宅療養のQOLとサポートシステム	徳永恵子編著	164	2600円
4.(1回)	医　用　機　器 Ⅰ	田村俊世　山越憲一　村上肇 共著	176	2700円
5.(2回)	医　用　機　器 Ⅱ	山形仁編著	176	2700円

定価は本体価格+税です。
定価は変更されることがありますのでご了承下さい。

図書目録進呈◆

再生医療の基礎シリーズ
―生医学と工学の接点―

（各巻B5判）

コロナ社創立80周年記念出版
〔創立1927年〕

■編集幹事　赤池敏宏・浅島　誠
■編集委員　関口清俊・田畑泰彦・仲野　徹

配本順			頁	本体
1.（2回）	再生医療のための**発生生物学**	浅島　　誠編著	280	4300円
2.（4回）	再生医療のための**細胞生物学**	関口　清俊編著	228	3600円
3.（1回）	再生医療のための**分子生物学**	仲野　　徹編	270	4000円
4.（5回）	再生医療のためのバイオエンジニアリング	赤池　敏宏編著	244	3900円
5.（3回）	再生医療のためのバイオマテリアル	田畑　泰彦編著	272	4200円

バイオマテリアルシリーズ

（各巻A5判）

			頁	本体
1.	**金属バイオマテリアル**	塙　山　隆　夫　共著 米　山　隆　之	168	2400円
2.	**ポリマーバイオマテリアル** ―先端医療のための分子設計―	石原　一彦著	154	2400円
3.	**セラミックバイオマテリアル** 尾坂明義・石川邦夫・大槻主税 井奥洪二・中村美穂・上高原理暢　共著	岡崎　正之　編著 山下　仁大	210	3200円

定価は本体価格＋税です。
定価は変更されることがありますのでご了承下さい。

図書目録進呈◆

ME教科書シリーズ

(各巻B5判，欠番は品切です)

■日本生体医工学会編
■編纂委員長　佐藤俊輔
■編纂委員　稲田　紘・金井　寛・神谷　瞭・北畠　顕・楠岡英雄
　　　　　　戸川達男・鳥脇純一郎・野瀬善明・半田康延

	配本順	書名	著者	頁	本体
A-1	（2回）	生体用センサと計測装置	山越・戸川共著	256	4000円
A-2	（16回）	生体信号処理の基礎	佐藤・吉川・木竜共著	216	3400円
A-3	（23回）	生体電気計測	山本尚武・中村隆夫共著	158	3000円
B-1	（3回）	心臓力学とエナジェティクス	菅・高木・後藤・砂川編著	216	3500円
B-2	（4回）	呼吸と代謝	小野功一著	134	2300円
B-3	（10回）	冠循環のバイオメカニクス	梶谷文彦編著	222	3600円
B-4	（11回）	身体運動のバイオメカニクス	石田・廣川・宮崎・阿江・林共著	218	3400円
B-5	（12回）	心不全のバイオメカニクス	北畠・堀編著	184	2900円
B-6	（13回）	生体細胞・組織のリモデリングのバイオメカニクス	林・安達・宮崎共著	210	3500円
B-7	（14回）	血液のレオロジーと血流	菅原・前田共著	150	2500円
B-8	（20回）	循環系のバイオメカニクス	神谷　瞭編著	204	3500円
C-2	（17回）	感覚情報処理	安井湘三編著	144	2400円
C-3	（18回）	生体リズムとゆらぎ —モデルが明らかにするもの—	中尾・山本共著	180	3000円
D-1	（6回）	核医学イメージング	楠岡・西村監修 藤林・田口・天野共著	182	2800円
D-2	（8回）	X線イメージング	飯沼・舘野編著	244	3800円
D-3	（9回）	超音波	千原國宏著	174	2700円
D-4	（19回）	画像情報処理（Ⅰ） —解析・認識編—	鳥脇純一郎編著 長谷川・清水・平野共著	150	2600円
D-5	（22回）	画像情報処理（Ⅱ） —表示・グラフィックス編—	鳥脇純一郎編著 平野・森共著	160	3000円
E-1	（1回）	バイオマテリアル	中林・石原・岩崎共著	192	2900円
E-3	（15回）	人工臓器（Ⅱ） —代謝系人工臓器—	酒井清孝編著	200	3200円
F-1	（5回）	生体計測の機器とシステム	岡田正彦編著	238	3800円
F-2	（21回）	臨床工学(CE)とME機器・システムの安全	渡辺　敏編著	240	3900円

以下続刊

A	生体用マイクロセンサ	江刺正喜編著	C-4	脳磁気とME　上野照剛編著
D-6	MRI・MRS	松田・楠岡編著	E-2	人工臓器（Ⅰ） —呼吸・循環系の人工臓器— 井街・仁田編著
F	地域保険・医療・福祉情報システム	稲田　紘編著	F	医学・医療における情報処理とその技術　田中博編著
F	病院情報システム	石原　謙著		

定価は本体価格＋税です。
定価は変更されることがありますのでご了承下さい。

図書目録進呈◆